提升孩子的專注力、放鬆助眠、
增強核心肌群、不易跌倒少生病，
附影片QRcode 輕鬆端正姿勢

物理治療師、兒童與姿勢研究所代表
西村猛——著
婁愛蓮——譯

10秒 矯正姿勢 練習操

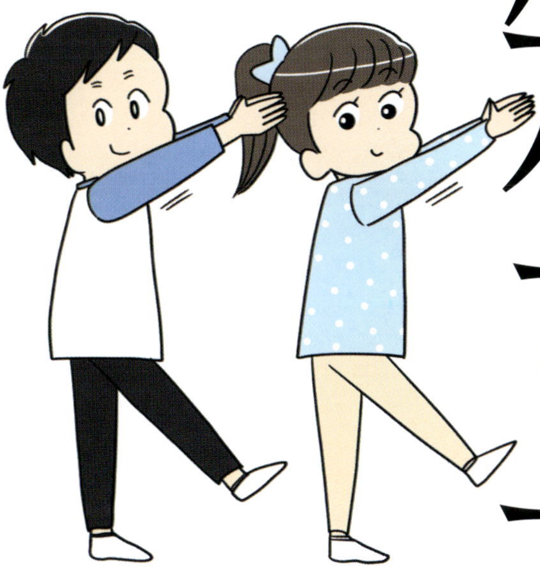

寝る前10秒 子どもの姿勢ピン！ポーズ

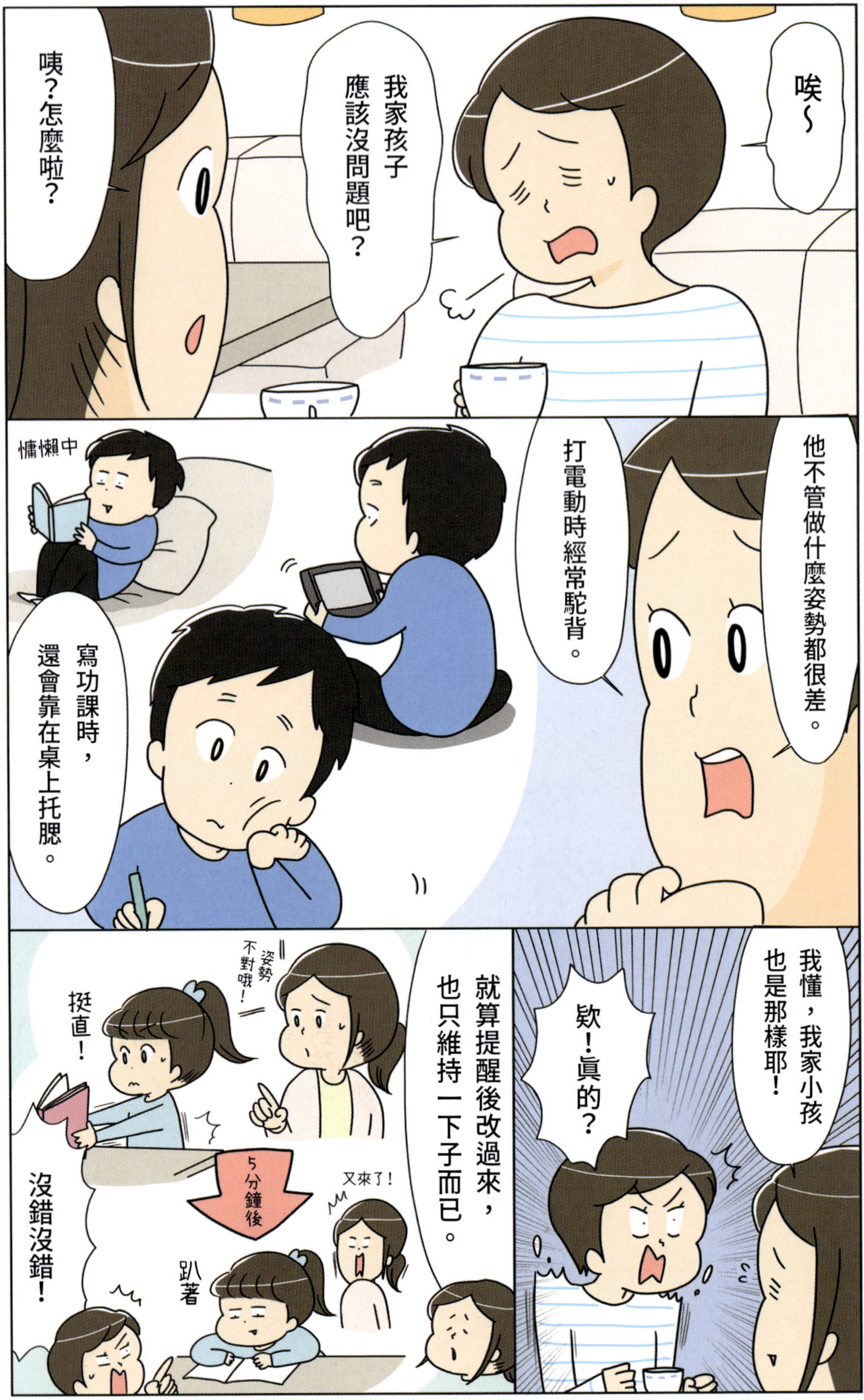
唉～
我家孩子應該沒問題吧？
咦？怎麼啦？
他不管做什麼姿勢都很差。
打電動時經常駝背。
慵懶中
寫功課時，還會靠在桌上托腮。
我懂，我家小孩也是那樣耶！
欸！真的？
就算提醒後改過來，也只維持一下子而已。
姿勢不對哦！
挺直！
5分鐘後
又來了！
趴著
沒錯沒錯！

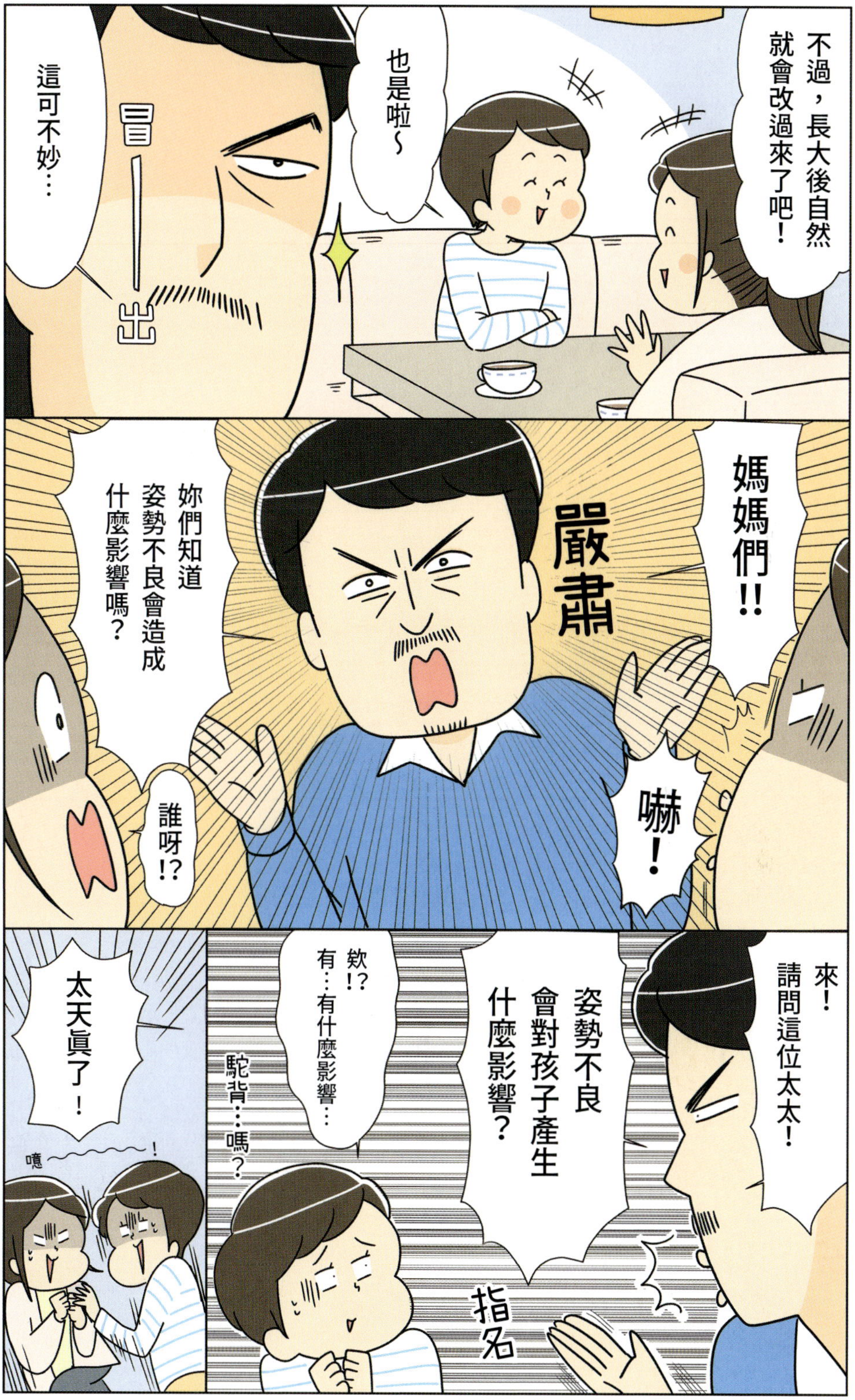
不過，長大後自然就會改過來了吧！
也是啦～
這可不妙…
冒出
媽媽們!!
嚴肅
妳們知道姿勢不良會造成什麼影響嗎？
嚇！
誰呀!?
來！請問這位太太！
姿勢不良會對孩子產生什麼影響？
指名
欸!? 有…有什麼影響…
駝背…嗎？
太天真了！
噫～～！

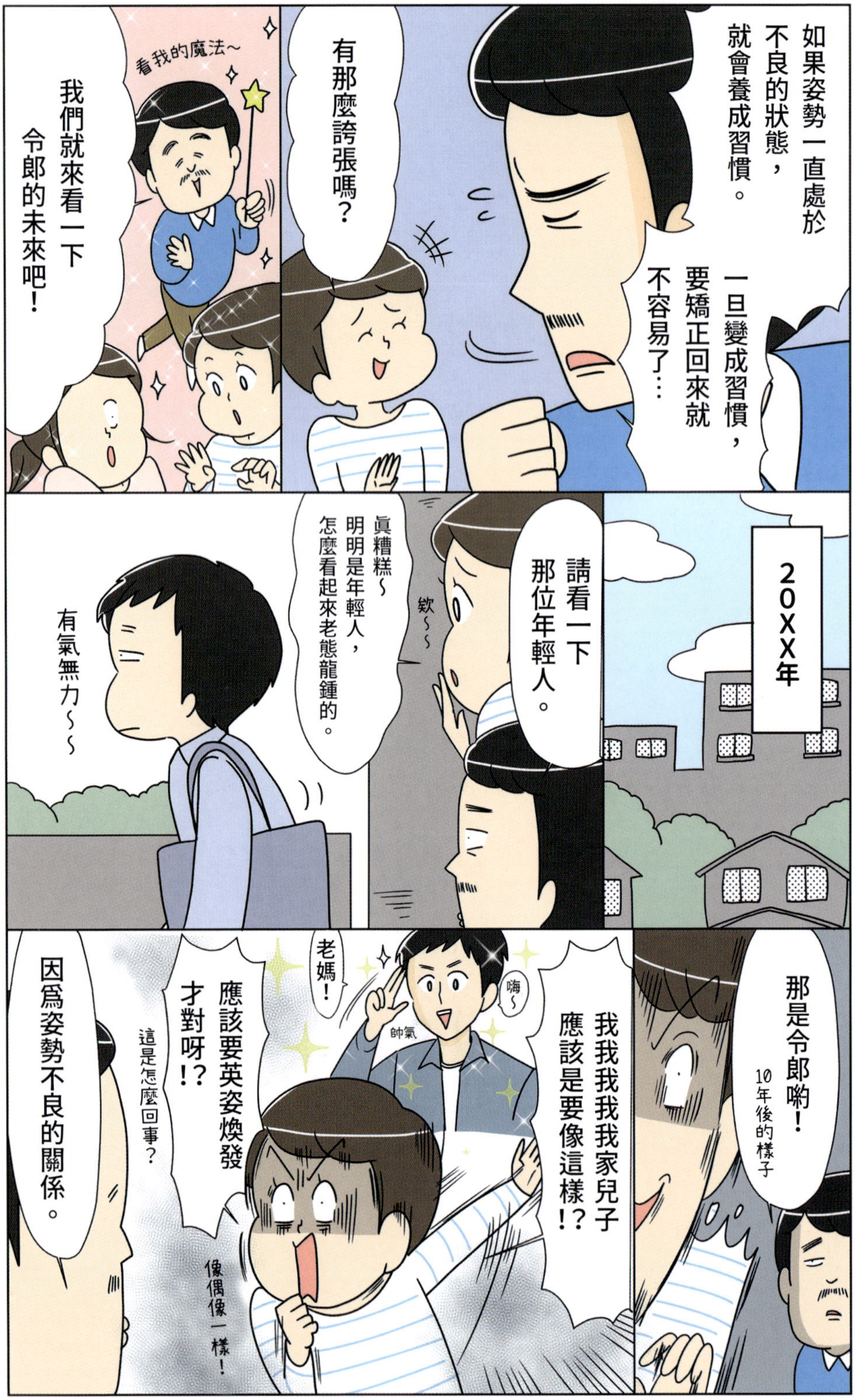
如果姿勢一直處於不良的狀態，就會養成習慣。
一旦變成習慣，要矯正回來就不容易了…
有那麼誇張嗎？
看我的魔法～
我們就來看一下令郎的未來吧！
20XX年
請看一下那位年輕人。
欸～～
眞糟糕～明明是年輕人，怎麼看起來老態龍鍾的。
有氣無力～～
那是令郎喲！
10年後的樣子
我我我我家兒子應該是要像這樣！？
老媽！
嗨～
帥氣
應該要英姿煥發才對呀！？
這是怎麼回事？
像偶像一樣！
因爲姿勢不良的關係。

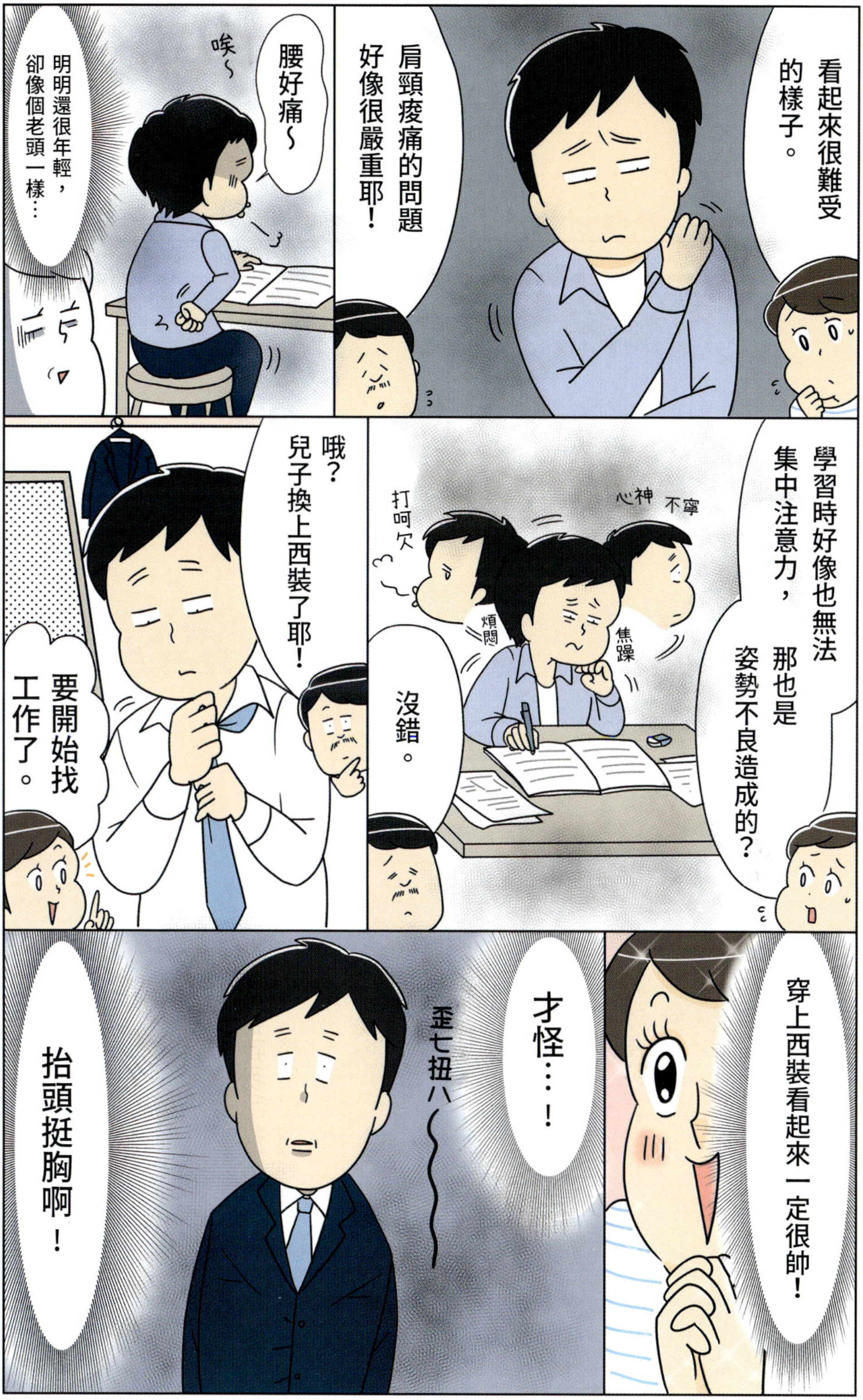
看起來很難受的樣子。
肩頸痠痛的問題好像很嚴重耶！
腰好痛～
唉～
明明還很年輕，卻像個老頭一樣⋯
學習時好像也無法集中注意力，那也是姿勢不良造成的？
心神不寧
打呵欠
煩悶
焦躁
沒錯。
哦？兒子換上西裝了耶！
要開始找工作了。
穿上西裝看起來一定很帥！
才怪⋯！
歪七扭八～～
抬頭挺胸啊！

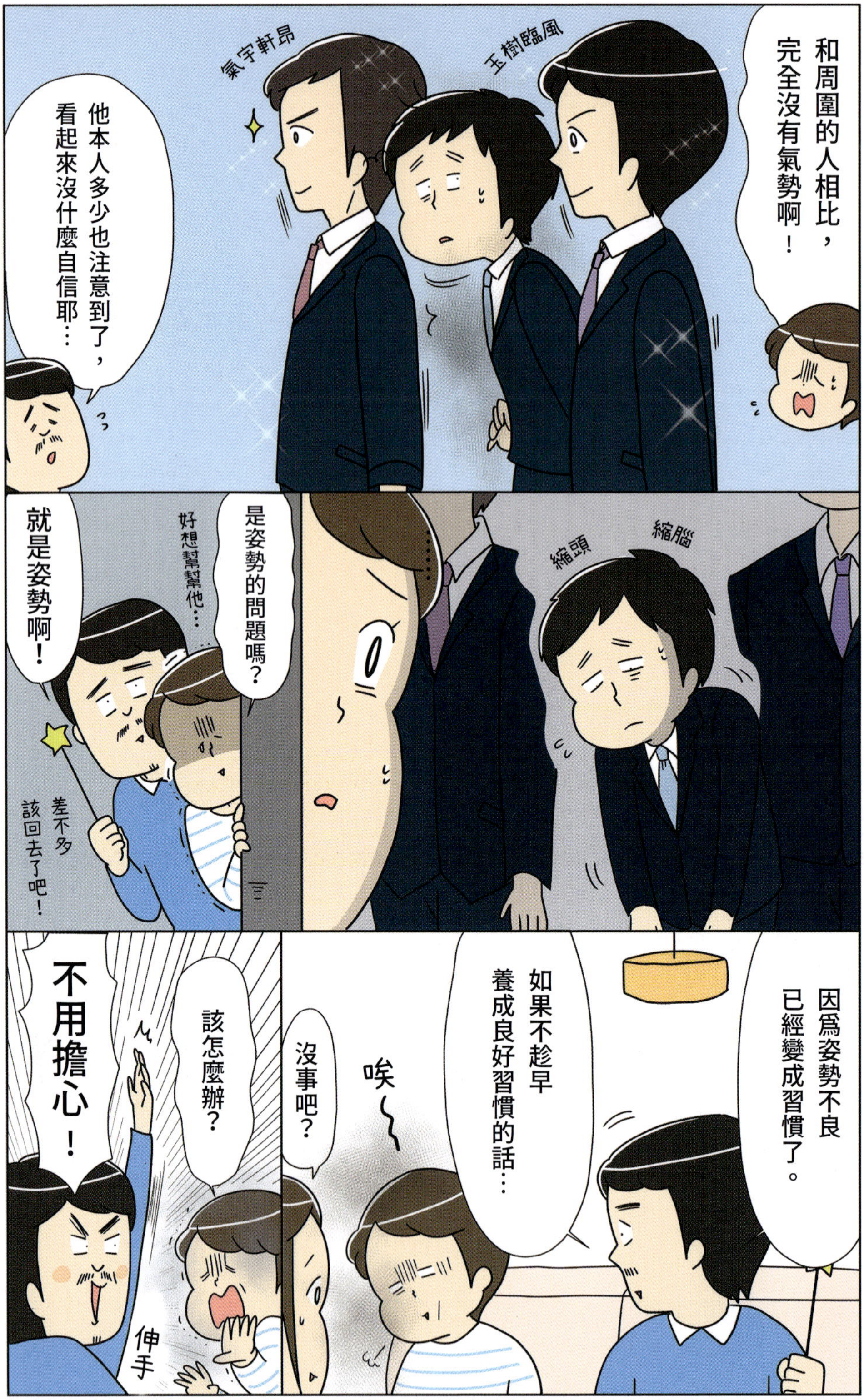
和周圍的人相比，完全沒有氣勢啊！
玉樹臨風
氣宇軒昂
他本人多少也注意到了，看起來沒什麼自信耶…
縮腦
縮頭
是姿勢的問題嗎？
好想幫幫他…
就是姿勢啊！
差不多該回去了吧！
因爲姿勢不良已經變成習慣了。
如果不趁早養成良好習慣的話…
唉～
沒事吧？
該怎麼辦？
不用擔心！
伸手

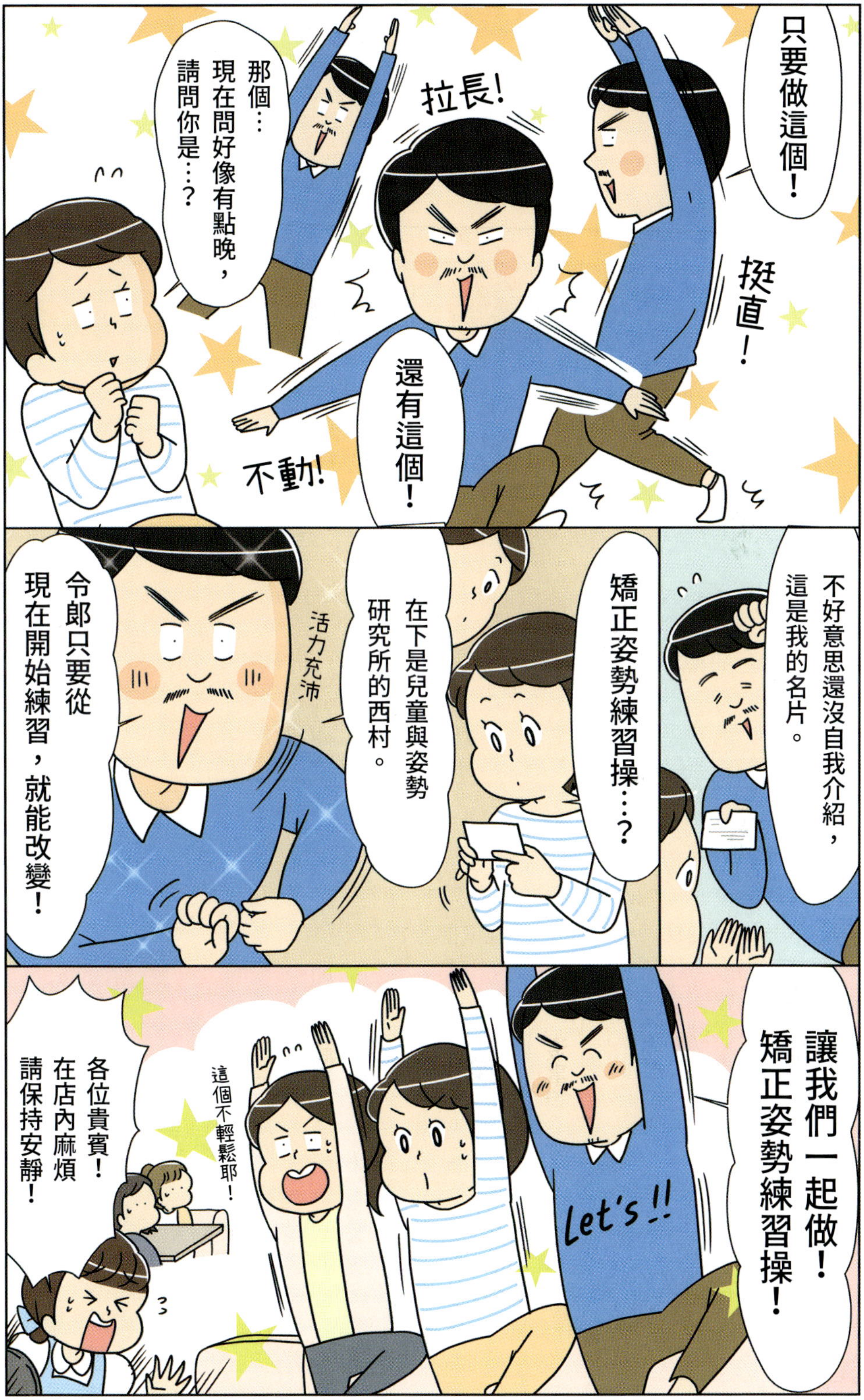
只要做這個！
拉長！
挺直！
還有這個！
不動！
那個…現在問好像有點晚，請問你是…？
不好意思還沒自我介紹，這是我的名片。
矯正姿勢練習操…？
在下是兒童與姿勢研究所的西村。
活力充沛
令郎只要從現在開始練習，就能改變！
讓我們一起做！矯正姿勢練習操！
Let's !!
這個不輕鬆耶！
各位貴賓！在店內麻煩請保持安靜！

身為復健科醫師多年，深刻感受到姿勢矯正與筋膜平衡的重要性，有助於維持身體的整體功能和諧。正確的姿勢可以讓身體各部分的肌肉、韌帶和關節，在最少的壓力下協同動作。不良姿勢易導致局部血液循環不佳、肌肉緊張與疼痛，甚至造成脊椎變形等。透過本書簡單的趣味操，讓兒童與青少年認識正確姿勢，可以改善儀態、提升身體柔軟性與促進筋膜的動態平衡。

——卓立復健科診所院長 **卓裕森**

孩子從小培養良好的姿勢，不僅能預防駝背、挺腰等問題，更能強化核心肌群、提升專注力，以及減少跌倒與身體不適。身為健身教練與長者體能照護專家，我深知姿勢對健康的重要性，《10秒矯正姿勢練習操》透過簡單有趣的動作，讓孩子主動練習，而且練習操實用易執行，值得家長們與老師參考，幫助孩子養成良好體態，迎向更健康的未來。

——習慣健康國際股份有限公司創辦人 **胡孝新**

駝背、凸肚、痠痛、腿型歪斜常摔倒的孩子，在運動矯正課程中，我總是將運動前後的體態對比照片分享給家長們，他們總是欣喜驚呼：「哇！為什麼有些看似簡單的動作，卻能為體態帶來這麼大的改變？」今天，您也可以在家藉著這本實用的練習操，為孩子帶來健康的好體態。

——凱樂信義物理治療所所長 **葉懿昕**

對於有小孩的我們來說，家中寶貝的成長過程是最重要了，除了課業、家庭、活動之外，健康也是爸媽最在意的一環，臨床上最常被家長詢問的即屬「姿勢和體態」。《10秒矯正姿勢練習操》不僅有日本健康書的輕鬆漫畫風格，更用淺顯易懂的動作檢測和姿勢分類，教你分辨孩子的體態狀況，書中運動面面俱到，從脊椎平衡練起，更強調核心平衡以及足部力量的穩定，讓家中寶貝玩樂學習中不再放棄，推薦給大家，一起來感受「姿勢的力量」！

——JUSTWELL 運動物理治療集團執行長 **蔡維鴻**

作者序

想要矯正孩子的姿勢，應該怎麼做才好呢？

因爲我的工作是物理治療師，所以經常被家長們問到：「最近我發現孩子的姿勢不正確……」、「我想矯正孩子的姿勢，應該怎麼做才好呢？」等許多關於姿勢方面的問題。我也經常被問到孩子「無法端正坐在椅子上」、「老是喊累，動不動就癱在地板上」等等，這些在日常生活中令家長們煩惱的事。

有關姿勢不良的原因，在許多人的印象中大部分是因爲「核心肌群（腹肌或背肌等）肌力不足」的緣故。當然，這也是因素之一，不過「姿勢不良變成習慣」、「在外頭玩耍等可以活動全身的機會變少了」，還有「坐在沙發上的時間變多、打電動時姿勢不良之類的生活環境和生活習慣所造成的」等等也都是原因之一。

因此，想要把姿勢矯正回來，不只有「訓練肌力」而已，重點是要「知道何謂端正的姿勢，並採取矯正姿勢的習慣」。而且最重要的是要透過「孩子自己覺得開心的練習方法」來實踐。因爲只有讓孩子抱持著「眞好玩！」的心情來練習，才能不厭倦地持之以恆。

本書介紹了許多我構思的「對矯正姿勢很有效果的有趣練習操」。藉由讓家長和孩子一起練習各種動作，在歡樂的同時就可以達到改善姿勢的效果。請家長和孩子一定要「開心」地一起做做看！

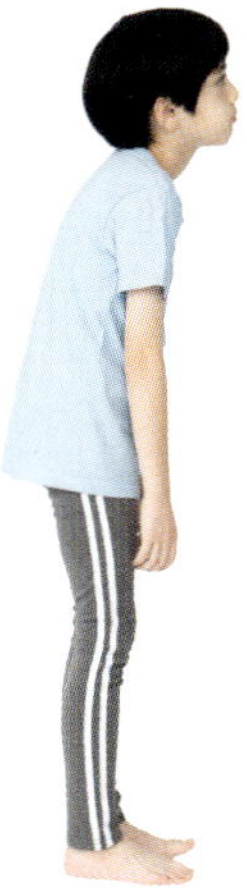

兒童與姿勢研究所 **西村 猛**

「坐著」和「站立」的正確姿勢

坐著的時候

**上半身呈一直線，
腳彎曲的部分呈90度**

從側面來看，耳朵、肩膀中心以及髖關節呈一直線就是端正的姿勢。鼠蹊部（髖關節）、膝蓋、接觸地面的腳踝等三處，所有腳彎曲的部分皆呈90度（直角）。

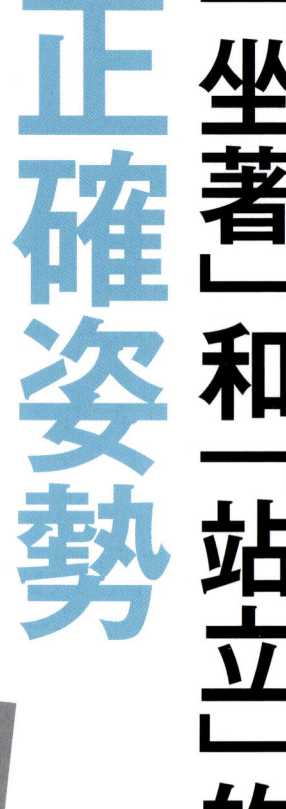

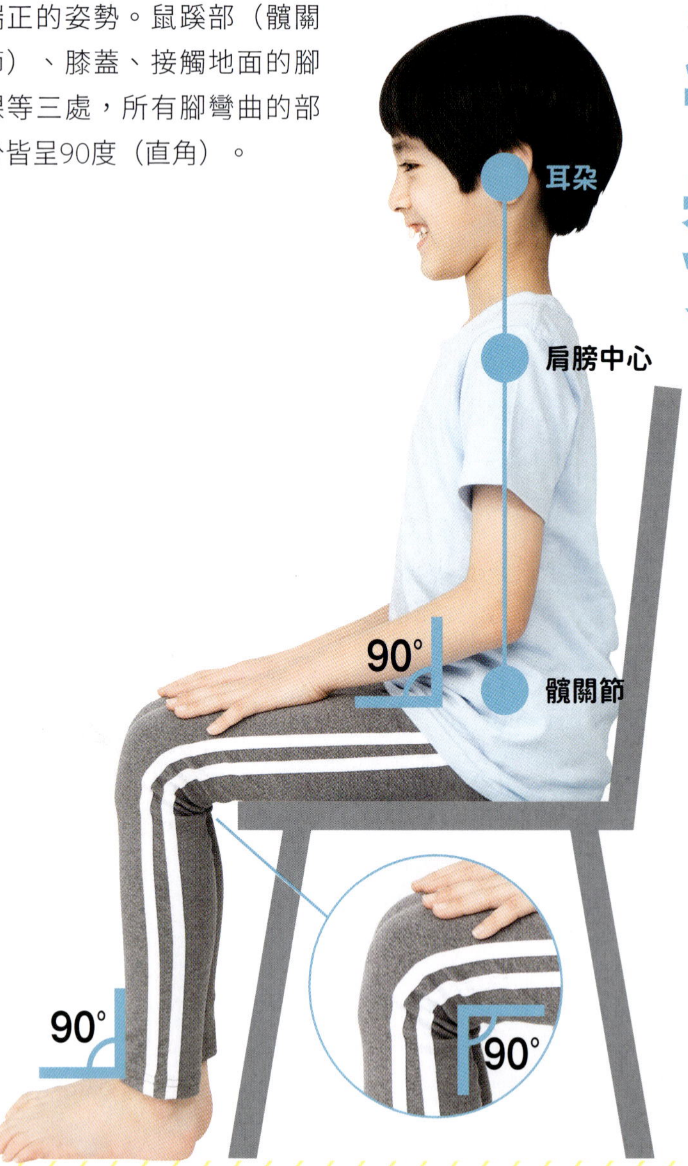

站立的時候

全身放鬆，
好像被人從上方拎著一樣

從側面來看，耳朵、肩膀中心、髖關節、膝關節稍前方，以及腳踝外側稍前方呈一直線，重心要放在腳跟稍前方（足弓附近）。頭部位於脊椎正上方不傾斜，就是端正的姿勢。

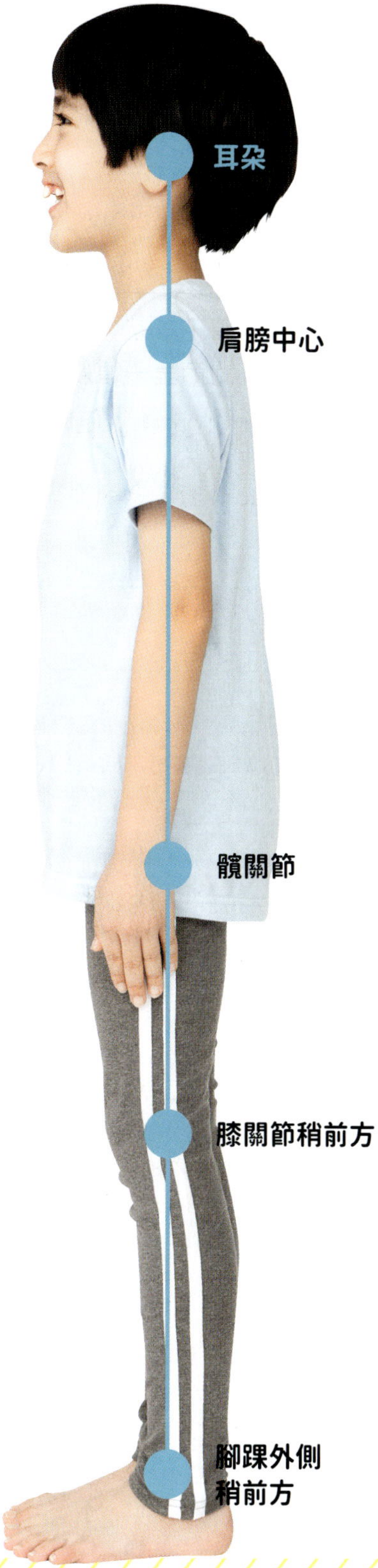

從**正面**看

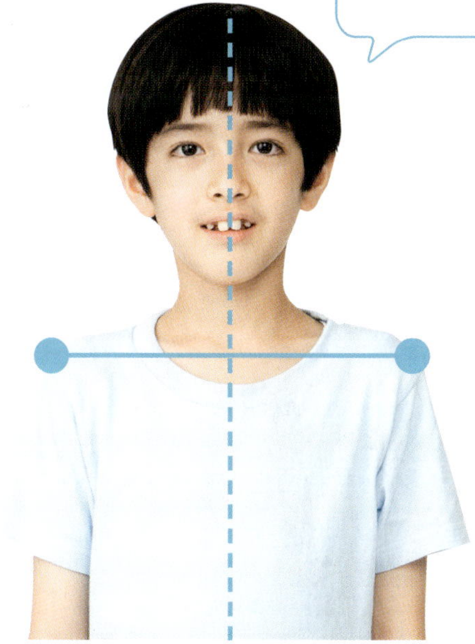

高度、角度左右一致

頭部傾向左右任一邊，肩膀也是兩邊同高，左右對稱就是正確的。只要照照鏡子，馬上就能自我檢查。

目錄

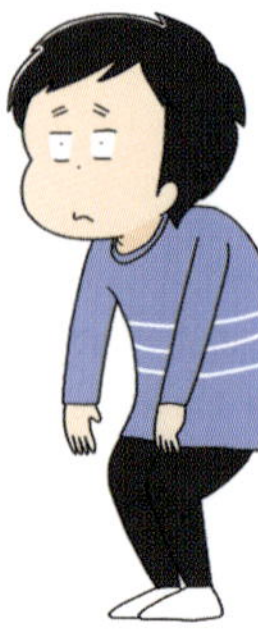

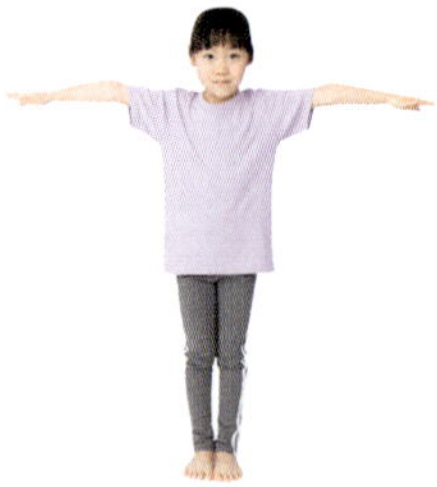

難易度★

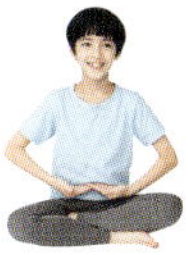

難易度★★

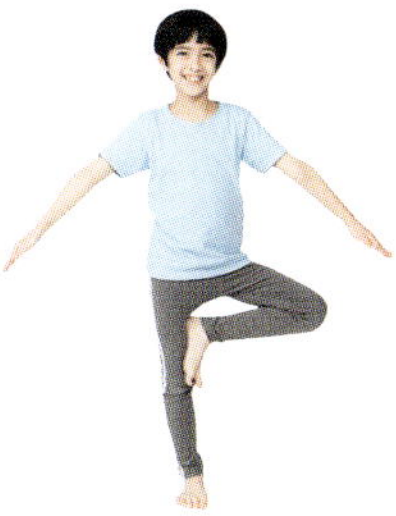

難易度★★★

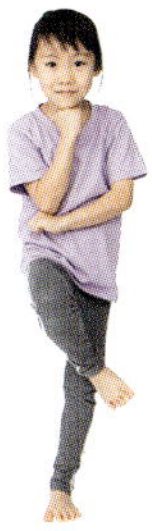

PART 3

姿勢不良為什麼不好？

西村老師解答Q&A

PART 4

來挑戰吧！一個月「矯正姿勢練習操」

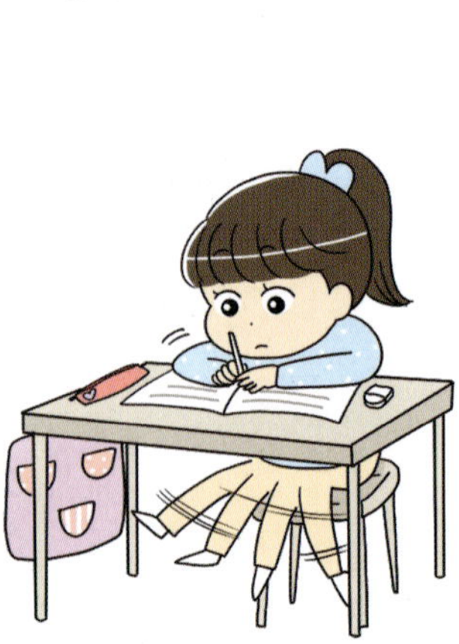

PART 1

檢查看看！姿勢是否不良的情形

如果在意家中孩子的姿勢情況，
不妨先檢查一下。
以下會介紹不良姿勢的分辨方法，
以及不同類型的矯正姿勢推薦。

是否出現這些姿勢？

不良姿勢常見的徵兆

請仔細觀察一下孩子在學習、玩耍、用餐等日常生活中的各種模樣。
完全沒有出現下列幾種姿勢的孩子，應該極爲少見吧！

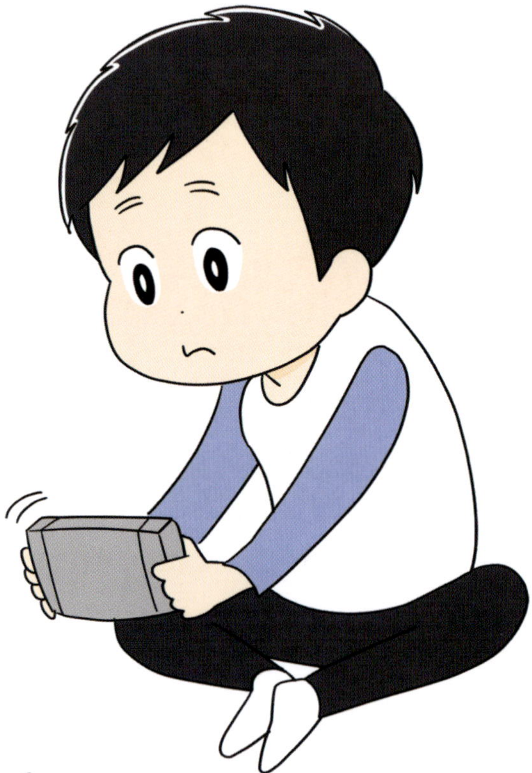

經常伸出下巴

當下巴伸出時重心會往前移，這時身體就會駝背把重心向後拉回來。下巴往前伸、身體前傾的孩子，容易養成駝背的習慣。

經常托腮

經常用手托腮來支撐頭部有兩個原因。一個是身體習慣向左或向右傾斜，另一個則是核心肌群的肌力或耐力不夠，容易覺得疲勞所導致。

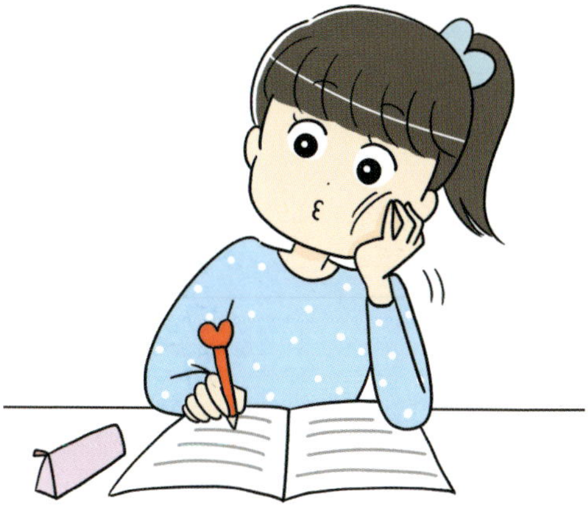

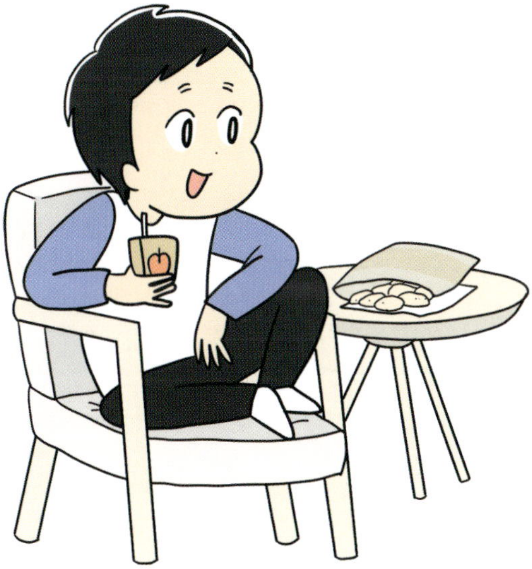

盤腿坐在椅子上

盤腿坐在椅子上或單腳立起盤腿坐，是因爲核心肌群肌力不足的關係。如果背部伸直，盤腿坐並無妨，但駝背的盤腿坐，就是不良姿勢。

坐著時，臀部會滑到椅面前端

坐在椅子上時，背部緊貼著椅背才是正確的姿勢。如果核心肌群無法確實運作，臀部就會向前滑，導致背部與頸部拱起。

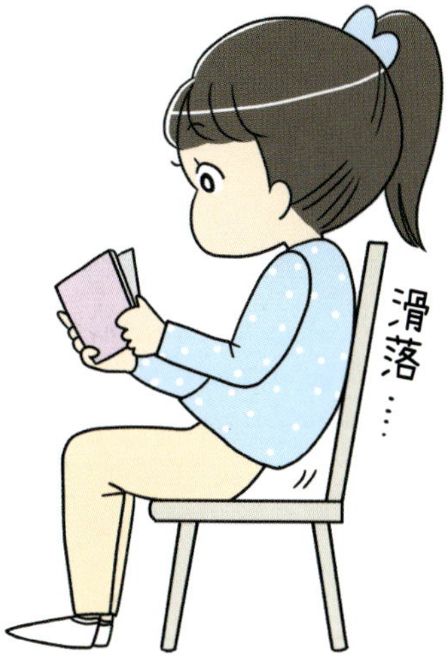

腹部凸出的站姿

雖然看起來背是挺直的，但這也是不良姿勢。背部後仰、腹部凸出的站姿不太會使用到核心肌群，算是偷懶的站姿。

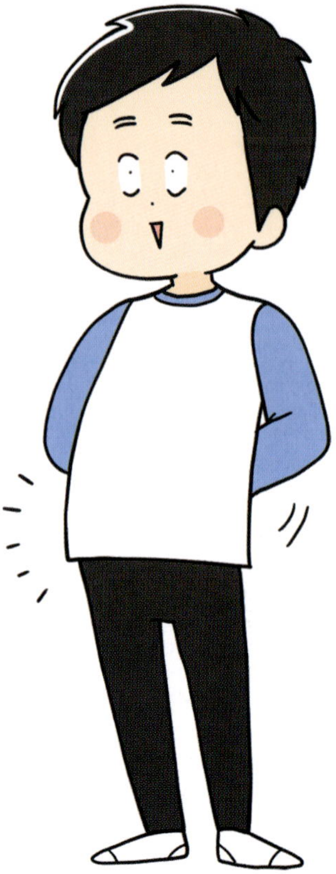

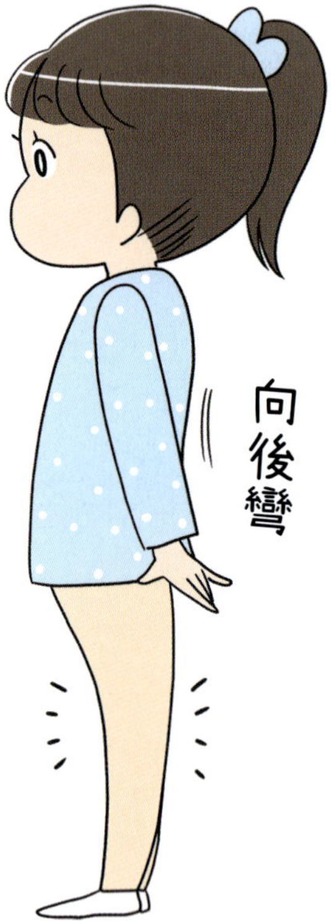

站立時膝蓋向後彎

這是膝蓋不出力的站姿。採取這種站姿的孩子，大部分會有腹部凸出的情況。

如果符合以上的任一項，可能已經養成姿勢不良的習慣。

「懶散」、「散漫」、「鬆垮」、「搖晃」都是不良姿勢

「姿勢」這個詞可以拆解成「姿」和「勢」。「姿」指的是身體的形態，而「勢」則代表力量。也就是說，姿勢指的是注入力量來維持身體的形態，所以良好姿勢的必備要件就是背部要挺直。第16至18頁提到的姿勢不是圓肩駝背，就是過度後仰。所以只要符合其中一項，就很有可能已經養成姿勢不良的習慣了。

如果觀察孩子平時的姿勢會有「懶散」、「散漫」、「鬆垮」、「搖晃」的感覺，就要警惕了。接下來本書也會加以說明，姿勢不良不僅看起來觀感不佳，也會導致孩子容易受傷和注意力不集中，請儘早加以矯正姿勢。

姿勢正確否？在家裡就可以輕鬆確認

您是否有這樣的想法：「雖然稱不上姿勢端正，但每個小孩不都這樣嗎？」姿勢不良的孩子和以前相比，的確是越來越多了。請先以客觀的角度來檢查一下孩子的姿勢吧！家長們也請務必一起參與檢查。

可以在家進行的簡易檢查法

緊貼牆壁

這是可以輕鬆確認姿勢是否端正的方法，「緊貼牆壁」也可以用來矯正姿勢。

背部、臀部、腳後跟三處緊貼牆壁

站在平坦的牆壁前，將背部、臀部、腳後跟緊貼牆壁。收起下巴，若後腦勺貼著牆面就沒問題。這是站立時的良好姿勢。

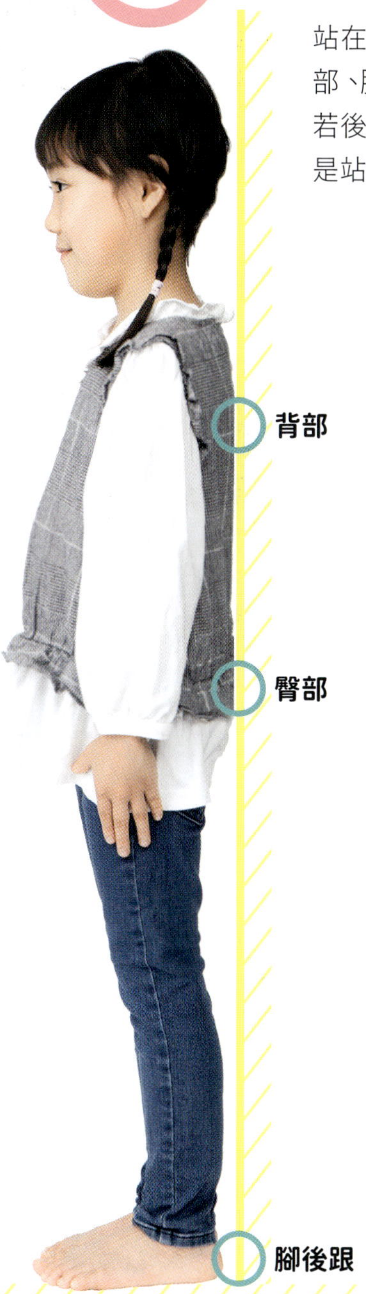

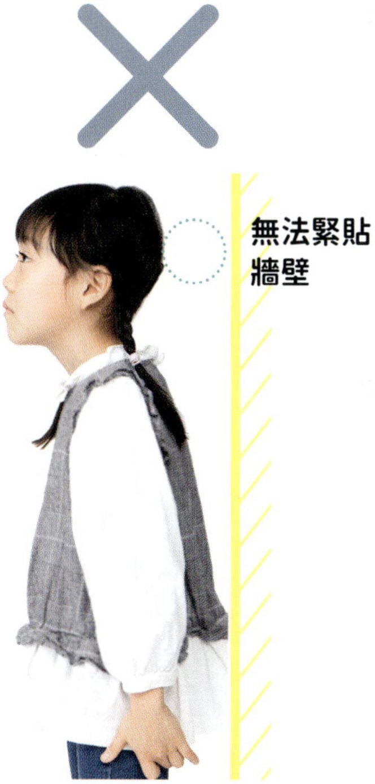

後腦勺沒有貼著牆壁，表示已經養成姿勢不良的習慣！

後腦勺沒有貼著牆壁是很嚴重的姿勢不良，也可能出現頸椎柔軟度變差的頸椎反弓（頸椎過直）問題。

舉手歡呼

每個人都會做的舉手歡呼，透過高舉雙手動作，可以檢查姿勢不良中最典型的圓肩駝背情況有多嚴重。

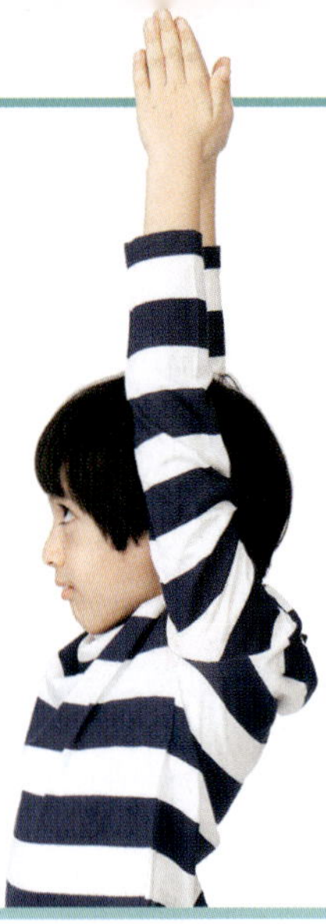

垂直舉到最高

採站立姿勢，慢慢舉高雙手做舉手歡呼的動作。如果兩手可以高舉貼近耳朵，就表示柔軟度沒問題。

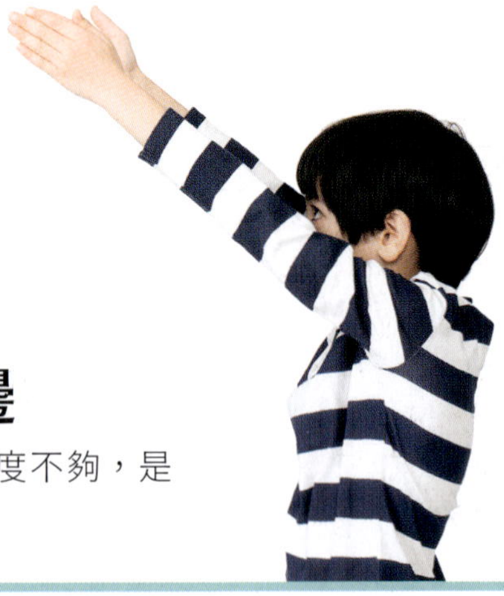

無法舉到耳朵旁邊

兩手無法垂直舉高是脊椎柔軟度不夠，是肩關節開始變得僵硬的訊號。

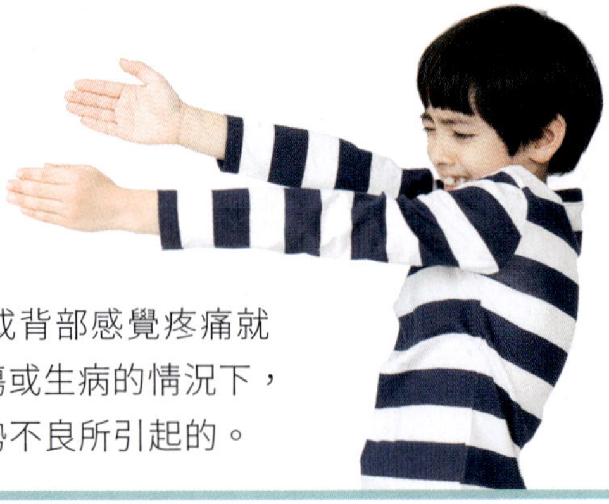

肩膀或背部感覺疼痛

當兩手臂舉高時，肩膀或背部感覺疼痛就是危險訊號。在沒有受傷或生病的情況下，這些疼痛多半是由於姿勢不良所引起的。

左右肩膀的落差

從正面觀察，身體左右對稱（請參考第86頁），也是端正姿勢的重要條件。

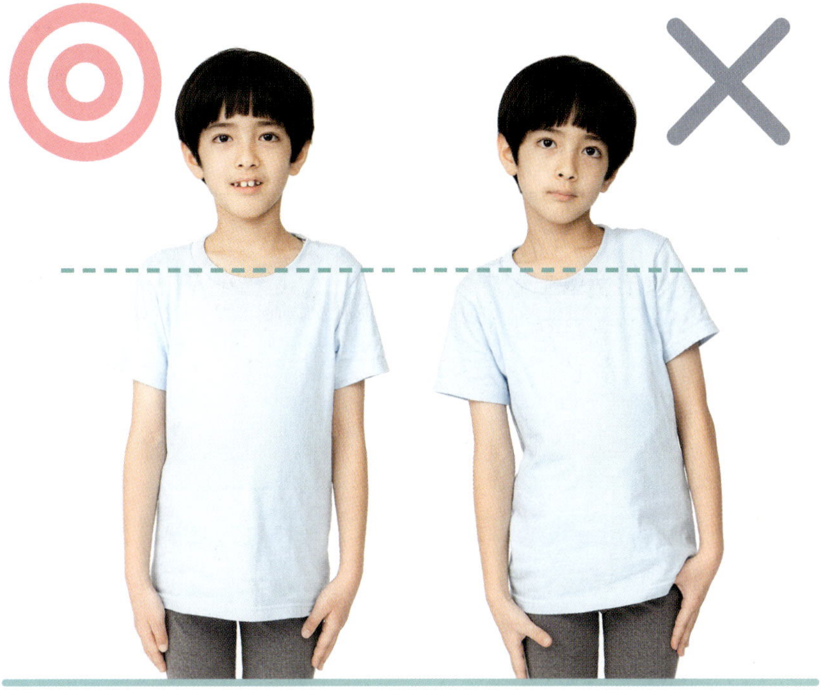

左右肩的高度 相同

左右肩的高度 有落差

讓孩子站好，由家長從正面觀察左右肩膀有沒有高低落差？身體或是脖子有沒有偏向一邊？家長可以稍微站遠一點，可以看得更清楚。

有些孩子根本沒發覺自己已經歪斜了！

當孩子習慣左右不對稱的站姿時，即使您提醒他「你的姿勢歪歪的」也不見得管用。這時候不妨讓他站在鏡子前，自己親眼確認一下。

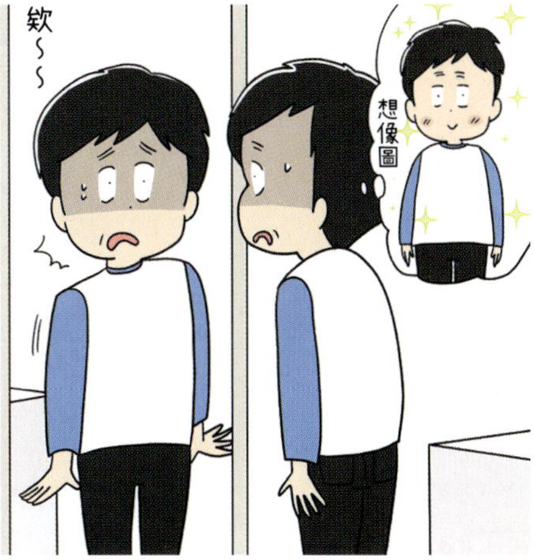

\ 加以細分！/

姿勢不良者的3種類型

TYPE 1

駝背型

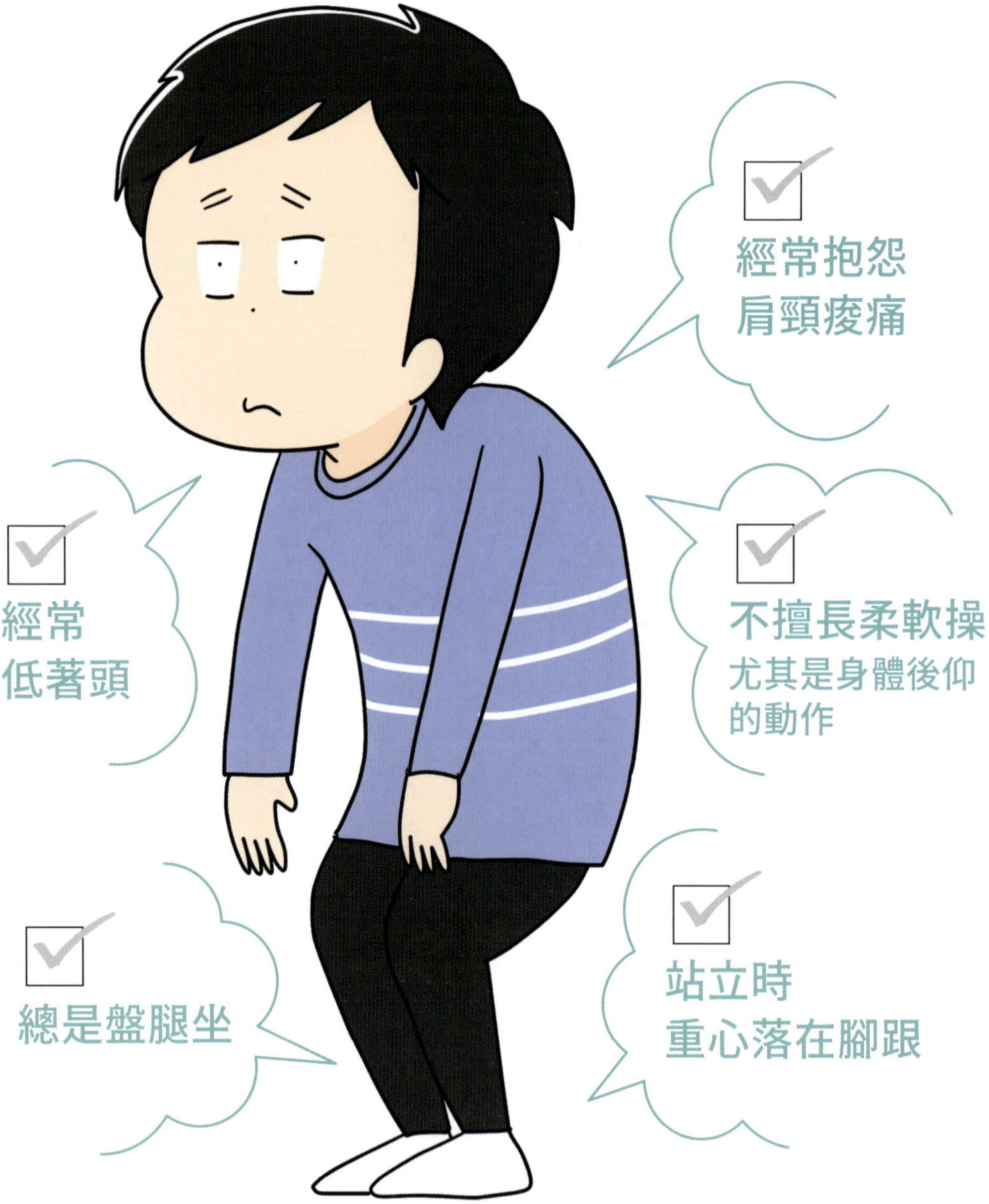
經常抱怨肩頸痠痛
經常低著頭
不擅長柔軟操
尤其是身體後仰的動作
總是盤腿坐
站立時重心落在腳跟

挺起胸膛、活動肩胛骨，找回脊椎的柔軟度

因爲打電動等長時間採取前傾的姿勢，加上缺乏運動以致身體（尤其是背部）沒有經常活動的習慣，導致脊椎失去彈性，頸部、肩膀和背部也變得僵硬。這樣一來，由於拱著背部的駝背姿勢會比較舒服，所以就連坐在椅子上時，背部也會癱軟地靠著椅背、臀部往前滑動，使得駝背的情形變得更嚴重。

在日常生活中，請隨時注意維持「挺起胸膛」、「左右肩胛骨向中間靠攏」、「保持背部挺直，往上伸展」的姿勢。

TYPE 2

挺腰型

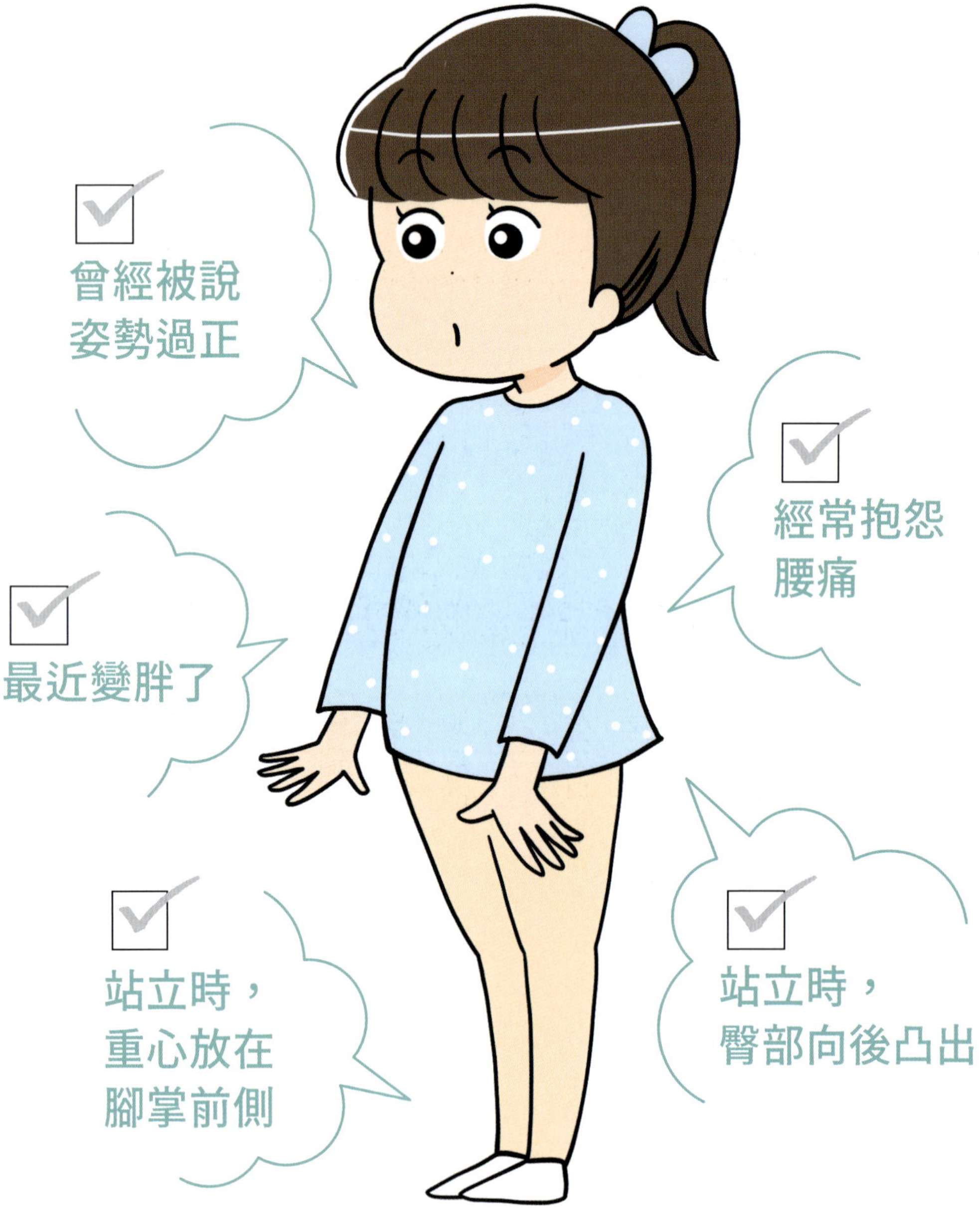
曾經被說
姿勢過正
經常抱怨
腰痛
最近變胖了
站立時，
重心放在
腳掌前側
站立時，
臀部向後凸出

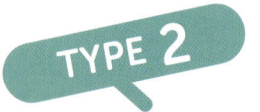

鍛鍊腹肌和背肌，矯正腹部凸出的習慣

造成挺腰的原因有兩個，一個是因為核心肌群（例如：腹肌和背肌）的肌力和肌耐力不足，導致身體藉由腹部凸出的姿勢來保持平衡（因為當腹部凸出時，不太需要使用肌肉就能站立）。

另一個原因是過度使用背肌，勉強自己維持端正姿勢。核心肌群的肌力和肌耐力不足的孩子，當坐在椅子上讀書或吃飯時，最好採取「不靠椅背的端正姿勢」；而過度使用背肌的孩子，則是要養成時時留意「不要凸出腹部」的習慣。

TYPE 3

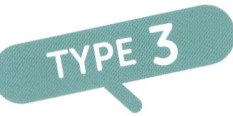

肌耐力不足型

☑ 經常把
「好累啊！」
掛在嘴邊

☑ 不擅長
運動

☑ 手推車的姿勢
無法持續
1分鐘

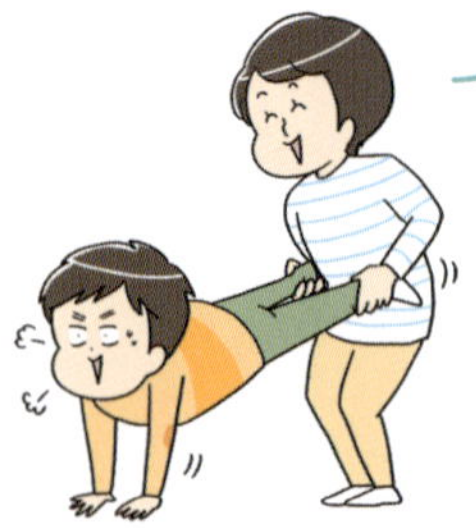

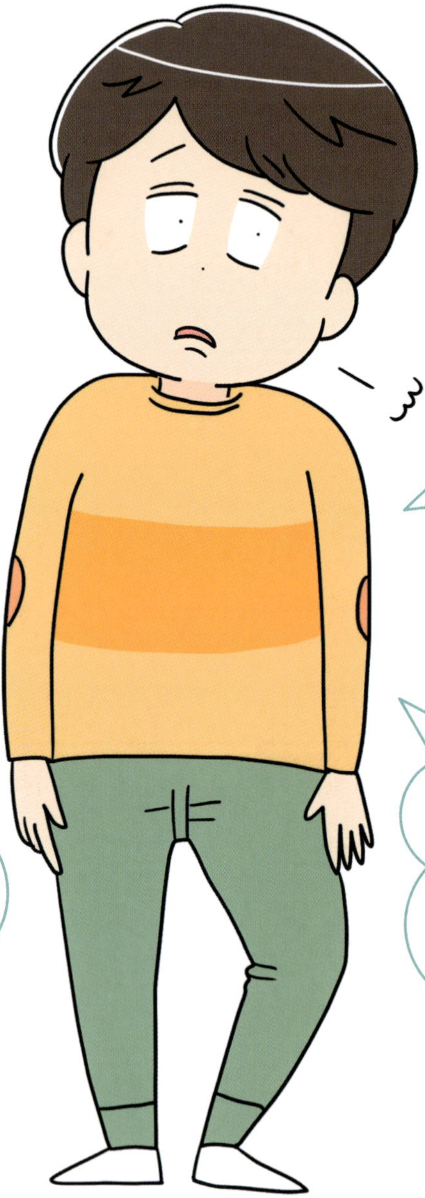

☑ 一坐下時，
就立刻癱軟

☑ 坐著時會靠著
沙發或椅背，
或是靠著牆

這類型的孩子大多不喜歡運動，要讓他積極參與活動全身的遊戲

肌耐力不足的孩子，不僅是維持良好姿勢所需的腹肌或背肌力量不足，就連手臂和腿部等的全身肌力都不夠。這類型的孩子大多討厭運動或不擅長運動，因此容易運動量不足，進而陷入肌耐力低落的惡性循環當中。

對肌耐力不足的孩子來說，不論是在室內或戶外，重點是要經常活動身體。如果強迫他去做不擅長的事，反而會讓他越加排斥而不願意動，所以請試著玩一些孩子喜歡又可以活動身體的遊戲（例如：像捉迷藏這類需要跑來跑去的遊戲，就很推薦。）或是每天陪他散步20分鐘左右。

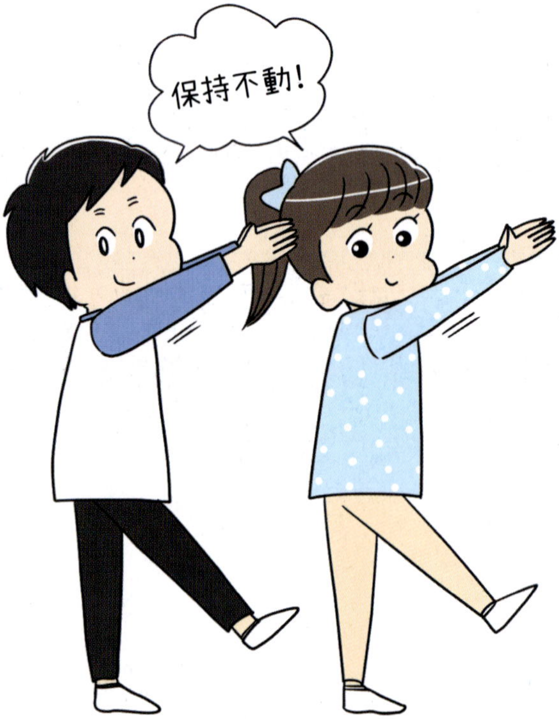
保持不動！

PART 2

試試看！矯正姿勢練習操開始了

可以讓孩子選擇自己喜歡的動作，

不過，若一開始讓他們挑戰高難度的動作，

可能會因為做不到而失去興趣。

請從★較少的動作開始練習，試試看吧！

最好「睡前」進行，這是最佳時間點！

本書介紹的「矯正姿勢練習操」，是爲了讓日常中已經習慣不良姿勢的身體重新設定，並透過持續練習，讓身體記住正確的姿勢。即使一天只做10秒也行，重點是需要每天持之以恆。既然要做，當然要挑效果最佳的時間點進行，而練習的最佳時間點就是洗完澡後到睡前的這段時間。理由有以下3點：

1 洗完澡後的肌肉處於放鬆狀態

洗澡會讓身體暖和起來，讓全身的肌肉放鬆，這時候的身體比平常更柔軟、更容易練習各種動作。

反之，早上剛起床時的肌肉僵硬，如果硬要練習，可能會無法保持平衡，或有容易跌倒的疑慮。

2 家長可以有充裕的時間陪孩子一起練習

這並不是讓孩子獨自進行的練習操，而是請家長在一旁看著以確保安全，同時一邊提醒孩子，像是「這裡歪掉囉！」之類的，與孩子互相交流。

早晨通常比較匆忙，對於有在工作的家長來說，孩子就寢前的這段時間應該也會比較有空才是。

3 可以舒舒服服地進入夢鄉

晚上睡前，家長可以透過練習操，和孩子一起度過快樂的親子時光，在笑聲中結束一天，如此他們就能舒舒服服地進入夢鄉。

如果是習慣在吃晚餐前先洗澡的家庭，就請在睡前進行練習操。

西村式「矯正姿勢練習操」
可以強化
3個地方！

① 核心肌群肌力

簡單來說，核心肌群是指軀幹部分的肌肉，而核心肌群肌力是保持姿勢穩定的力量來源。鍛鍊核心肌群可以讓身體更容易維持良好的姿勢，當身體將要失去平衡時，也能迅速地支撐身體。

② 脊椎的柔軟度

脊椎並不是一根長長的骨頭，而是由許多小骨頭堆疊而成。從側面看呈現平緩 S曲線的脊椎如果無法靈活動作，不僅會造成姿勢不良，也會容易感覺僵硬和疼痛。

③ 左右對稱性

從正面看，身體的中軸兩側左右對稱就是姿勢端正的一項標準。左右高低有落差，即表示身體已經習慣了不良姿勢，如此就會對某些肌肉和骨骼造成額外的負擔。

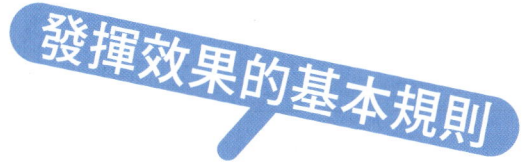

發揮效果的基本規則

要維持10秒不動

只是一鼓作氣地擺一下姿勢是無效的，必須要維持 10 秒鐘的時間才有改善姿勢的效果。

左右兩邊都要做

不論是「人字」姿勢，還是劍客姿勢等等，請左右兩邊手腳都要輪流交換進行。這個基本原則最重要的是要全身均衡鍛鍊。

不要憋氣

當認眞挑戰某個動作時，往往會不自覺地屏住呼吸，這時候家長請在一旁留意並出聲提醒：「不要憋氣哦！」

給家長的叮嚀

★ 爲了預防跌倒受傷，請在地面平坦穩固的場所進行。當孩子進行動作時，家長請務必在一旁觀察並保護。
★ 請確認孩子在做每個動作時，是否都能保持穩定的呼吸。
★ 如果動作難以理解，家長可以站在前面示範一次給孩子看。

姿勢練習操」推薦總表

本書介紹的「矯正姿勢練習操」對各種類型的姿勢不良都有幫助。不過，如果不知道應該從哪裡開始，就按照以下推薦的姿勢開始練習吧！熟悉之後，也請嘗試其他的姿勢。

推薦給 挺腰型

選擇的是腹部需要出力的姿勢，以及手臂在身體兩側或前方的姿勢。此姿勢因爲手臂向後伸展時，會由於重量的關係而讓腰部更向前挺。

難易度 ★

「K」姿勢 P.50

向前看齊姿勢 P.52

大佛姿勢 P.54

難易度 ★★

「W」與「M」姿勢 P.60

健美選手姿勢 P.66

跳水姿勢 P.70

難易度 ★★★

單腳抬舉姿勢 P.76

沉思者姿勢 P.80

武士姿勢 P.82

推薦給 駝背型

主要選擇的是能伸展背部肌肉的姿勢，以及藉由舉高手臂，讓肩胛骨周圍肌肉及肩關節活動更爲靈活的姿勢。

難易度 ★

雨傘姿勢 P.38

「人字」姿勢 P.42

火箭姿勢 P.48

大佛姿勢 P.54

難易度 ★★

「W」與「M」姿勢 P.60

「嚇!」姿勢 P.62

「辵部（辶）」姿勢 P.64

劍客姿勢 P.68

難易度 ★★★

「L」姿勢 P.84

不確定就從這裡開始！

各種類型的「矯正

PART 2 各種類型的「推薦姿勢」

推薦給
所有人

這裡均衡挑選了 10 種難易度從 ★ 到 ★★★，可以簡單練習的姿勢！在練習時，也可以樂在其中。

難易度 ★

雨傘姿勢 P.38

「人字」姿勢 P.42

大佛姿勢 P.54

難易度 ★★

「快逃！」姿勢 P.58

健美選手姿勢 P.66

劍客姿勢 P.68

難易度 ★★★

單腳抬舉姿勢 P.76

花式溜冰姿勢 P.78

沉思者姿勢 P.80

武士姿勢 P.82

推薦給
肌耐力不足型

所有姿勢都有提升肌耐力的效果，在此挑選的是「可以活用全身肌肉」的姿勢，以及「充分使用手腳肌肉」的姿勢。

難易度 ★

終點姿勢 P.46

火箭姿勢 P.48

難易度 ★★

「快逃！」姿勢 P.58

「辵部（辶）」姿勢 P.64

健美選手姿勢 P.66

劍客姿勢 P.68

跳水姿勢 P.70

令和姿勢 P.72

難易度 ★★★

單腳抬舉姿勢 P.76

難易度 ★

敞開胸膛，肩胛骨靠攏

雨傘姿勢

雙手的指尖在頭頂上方合攏，這就是雨傘姿勢。這個姿勢首先要注意的就是胸部要敞開，當胸部敞開時，兩側的肩胛骨會往中間靠攏，肩膀也會向後拉。如此，原本拱起的背部就能舒服地伸展，背肌被拉直，姿勢就能變得端正。同時，爲了避免腹部凸出，腹部需要一直出力，這樣也能鍛鍊到核心肌群。

從側面看，如果雙手合攏的位置沒有在頭頂的正上方，就是錯誤姿勢。因爲這樣表示胸部沒有敞開，背部就無法伸展開來。請努力將兩邊的手肘儘量打開至耳朵的後方。

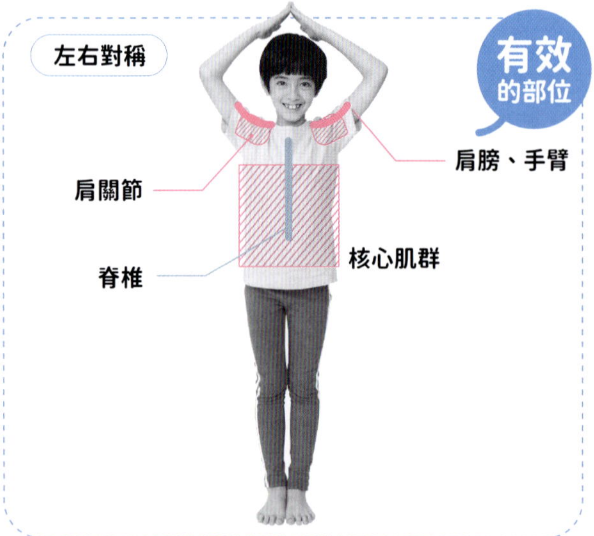

老師的建議在這裡！

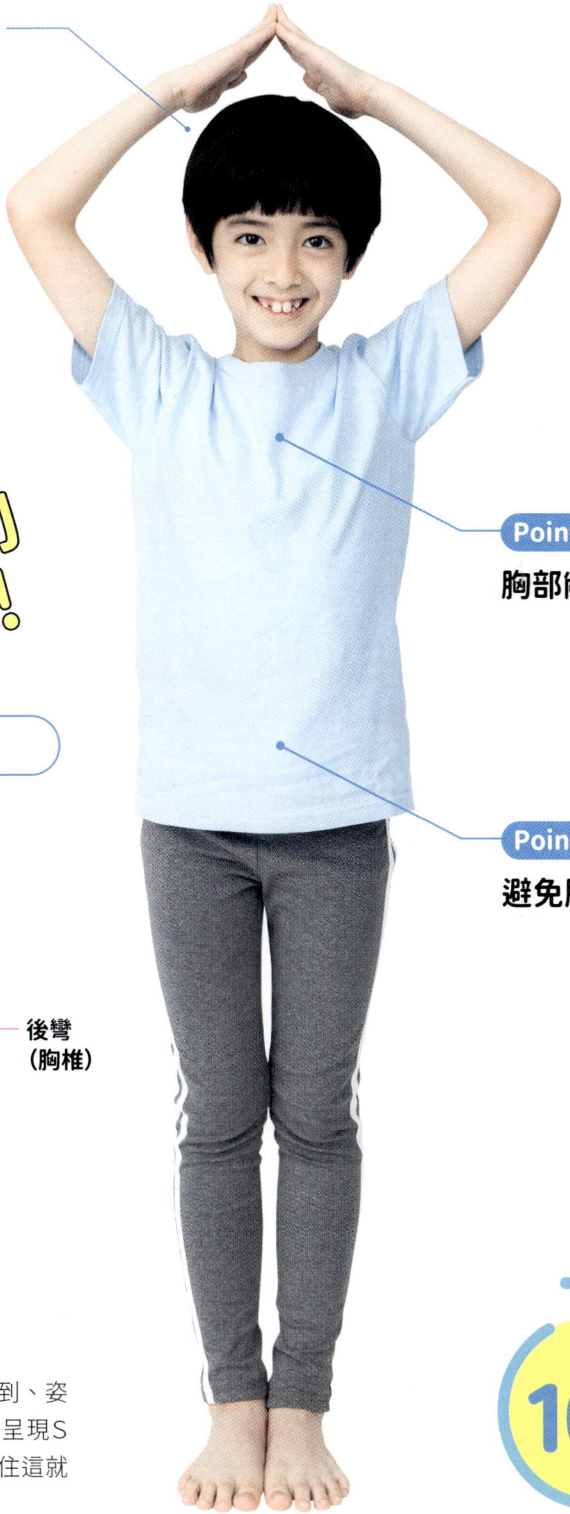
Point
雙手不要碰到頭頂
不動！
Point
胸部敞開
Point
避免腹部凸出

從側面看

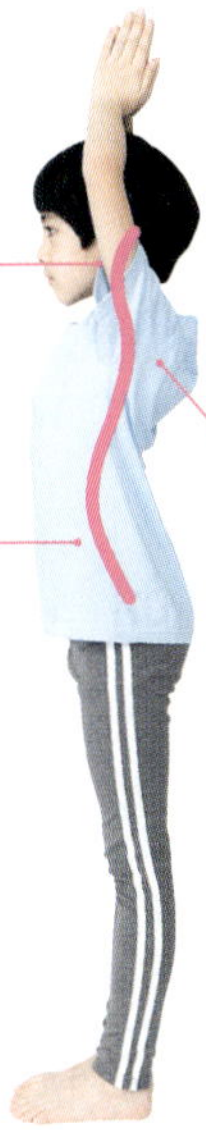

如果所有要點都有做到、姿勢正確的話，脊椎會呈現S型曲線。請讓身體記住這就是正確的姿勢。

10秒

難易度 ★

稻草人姿勢

改善圓肩，鍛鍊核心肌群

兩腿併攏站立，雙手向兩側平舉伸直，這就是稻草人姿勢。也許孩子會說：「這個太簡單了！」但是，家長還是要仔細檢查一下孩子的姿勢是否有符合左頁列出的要點。雙手是否有筆直朝向正側方，並且與地面保持平行？

如果從側面看，伸直的手臂超出身體前方，就是錯誤的姿勢。若手臂能保持在身體兩側或是稍後方的位置，就能讓胸部敞開來。如此，可改善圓肩，也可以充分鍛鍊到核心肌群。

左右對稱

有效的部位

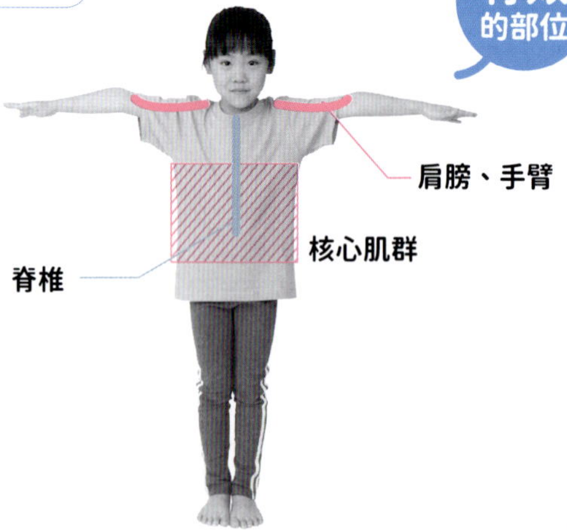

10秒

Point
指尖也要用力伸直

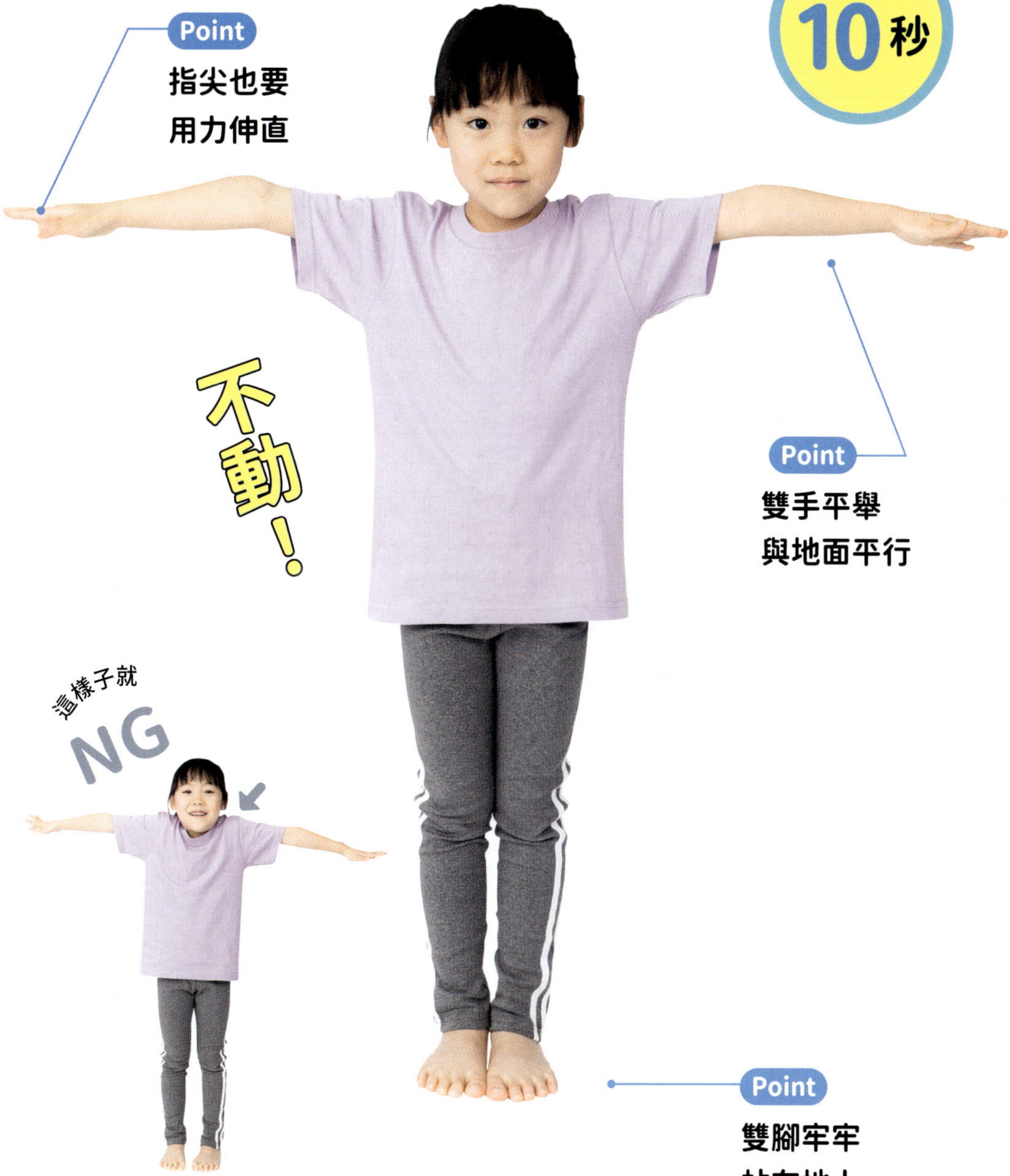

不動！

Point
雙手平舉與地面平行

Point
雙腳牢牢站在地上

這樣子就
NG

如果臉部向前凸出，兩肩緊繃用力，背部就會拱起。肩膀不要用力，把力量集中在手臂和指尖。

難易度 ★

「人字」姿勢

提升肌力和柔軟度

雙腳前後跨開一大步，雙手高舉，這就是「人字」姿勢。後腳的腳跟只要牢牢踩在地上，就可以伸展到小腿和阿基里斯腱。同時，前腳用力踩踏的動作也可以鍛鍊到腿部的所有肌肉。

雙手手指交疊，手臂向上伸直，背部稍微後仰，維持10秒鐘。頭部要隨時注意保持在身體的正上方，臉部朝向正面，這樣背部才能確實地伸展。持續練習「人字」姿勢，可以增加身體的柔軟度，即使是不擅長前彎的孩子，身體也會變得柔軟。

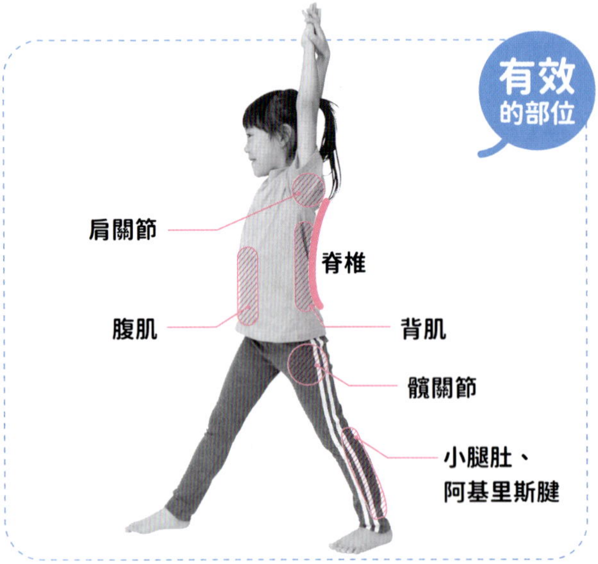
有效的部位
肩關節
脊椎
腹肌
背肌
髖關節
小腿肚、
阿基里斯腱

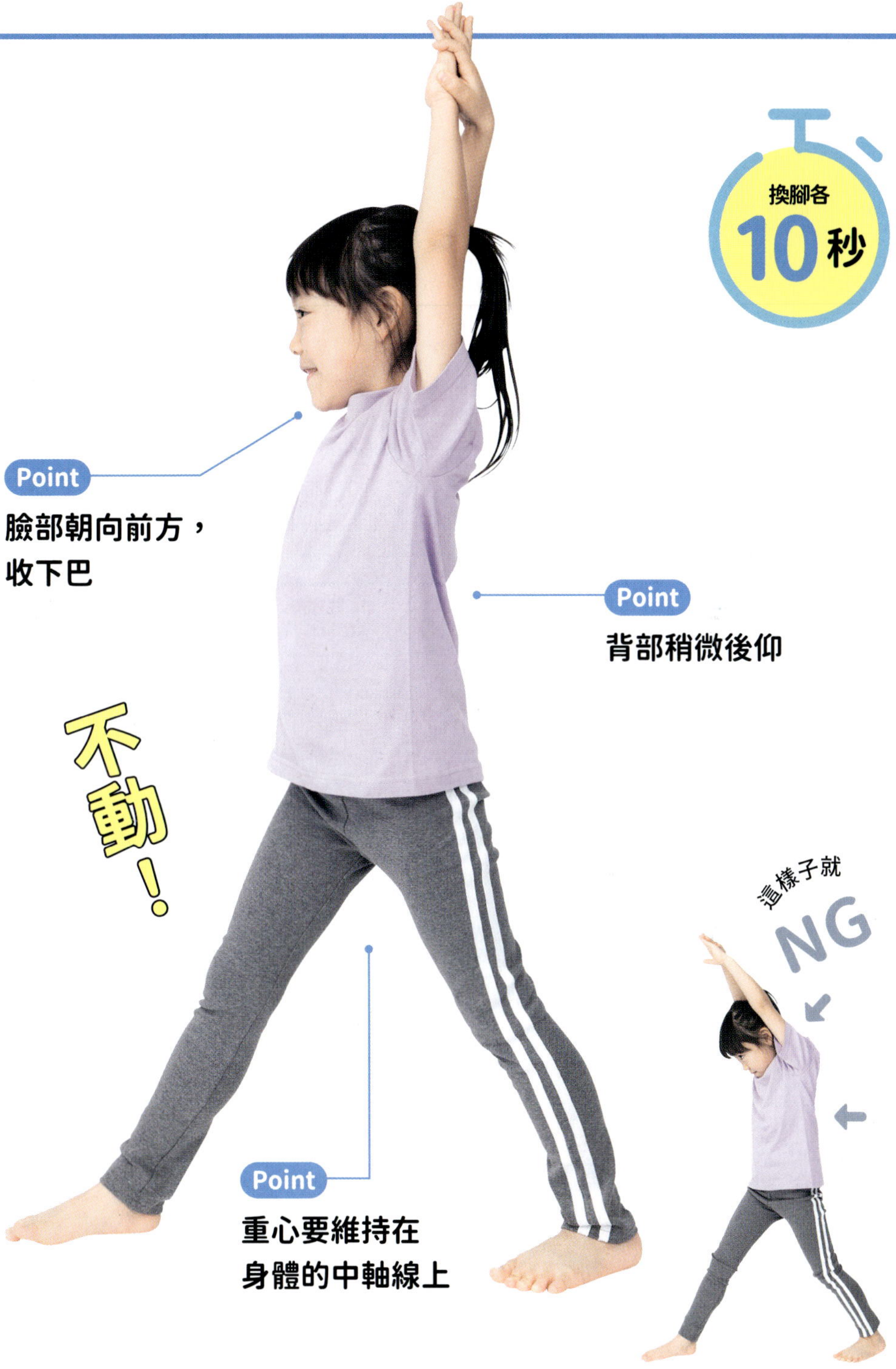
換腳各
10秒
Point
臉部朝向前方，
收下巴
Point
背部稍微後仰
不動！
Point
重心要維持在
身體的中軸線上
這樣子就
NG

如果臉部朝下或脖子向前伸，手臂就會往下掉，導致胸部無法敞開、背部無法挺直，請特別留意！

單腳站立會搖搖晃晃的孩子，需要鍛鍊力學感受器！

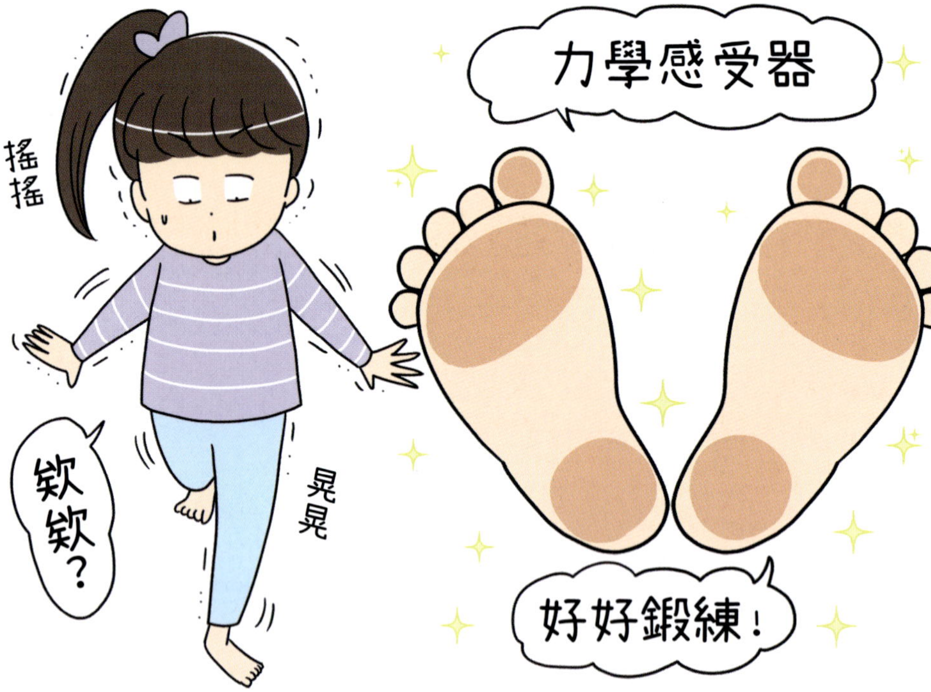
搖搖
欸欸？
晃晃
力學感受器
好好鍛練！

感測器一旦遲鈍，平衡感就會變差，也更容易摔倒！

我們的腳底有大量能幫助身體維持平衡的感測器，稱爲力學感受器（mechanoreceptor）。力學感受器能感知腳底受力的位置，並將這些訊息傳送到大腦。大腦接收訊息後會發出指令讓肌肉運作，以保持身體的平衡。

當力學感受器無法正常運作時，身體就很難維持良好的姿勢，會變得容易摔倒。

來鍛鍊吧！

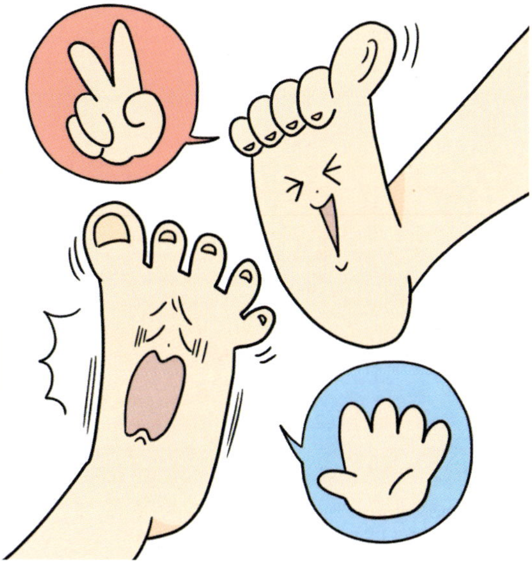

腳趾猜拳

試著用腳趾做出「石頭、剪刀、布」的猜拳動作。當腳趾做出石頭的形狀時，請家長試著捏住孩子的腳趾拉開看看。如果無法拉開，緊緊地蜷在一起就表示合格。

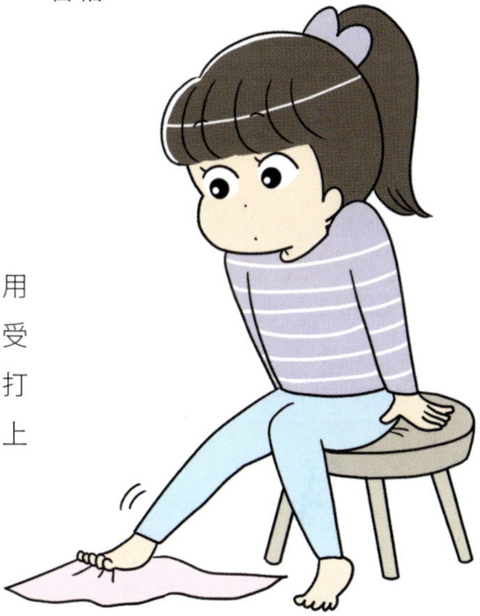

腳趾拉毛巾

坐在椅子上，將毛巾鋪在腳下，用腳趾將毛巾拉過來。若是力學感受器功能不佳，腳趾會在毛巾上打滑。如果能順利做到，請在毛巾上加上重物，再嘗試看看。

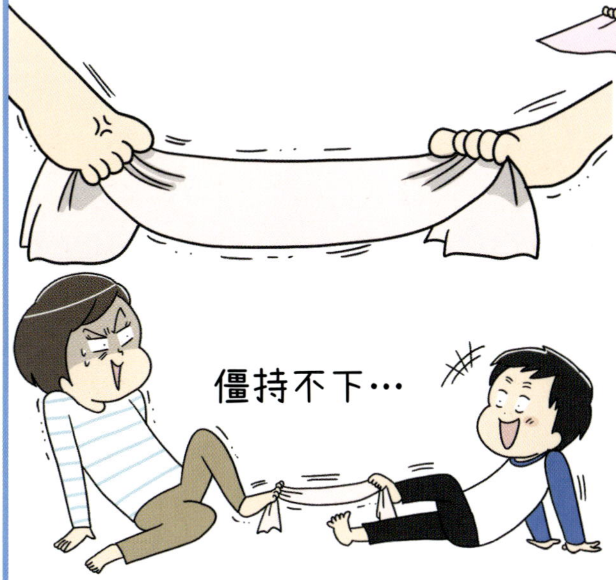

腳趾拔河

腳趾彎曲的力量不足，表示力學感受器的作用不良。請試試彎曲腳趾夾住毛巾，像玩拔河一樣和孩子互相拉扯毛巾看看誰贏。有時候孩子甚至會贏過大人哦！

難易度 ★

鍛鍊腳底的力學感受器

終點姿勢

這個終點姿勢雖然和第40頁的稻草人姿勢同樣都是入門級別，但難度又更高一些。當腳底的力學感受器（請參考第44頁）功能不佳時，就很難單腳維持平衡而無法做到單腳站立。終點姿勢對鍛鍊力學感受器而言，是最合適的練習。

爲了讓力學感受器能夠左右均衡地發展，請一定要左右腳輪流進行練習。這個姿勢和稻草人姿勢一樣，可以透過雙手向兩側或稍向身後平舉伸展的動作，可以改善圓肩和駝背。

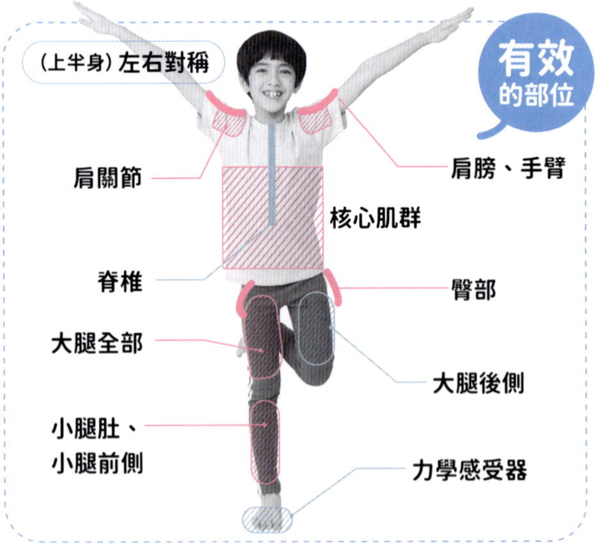

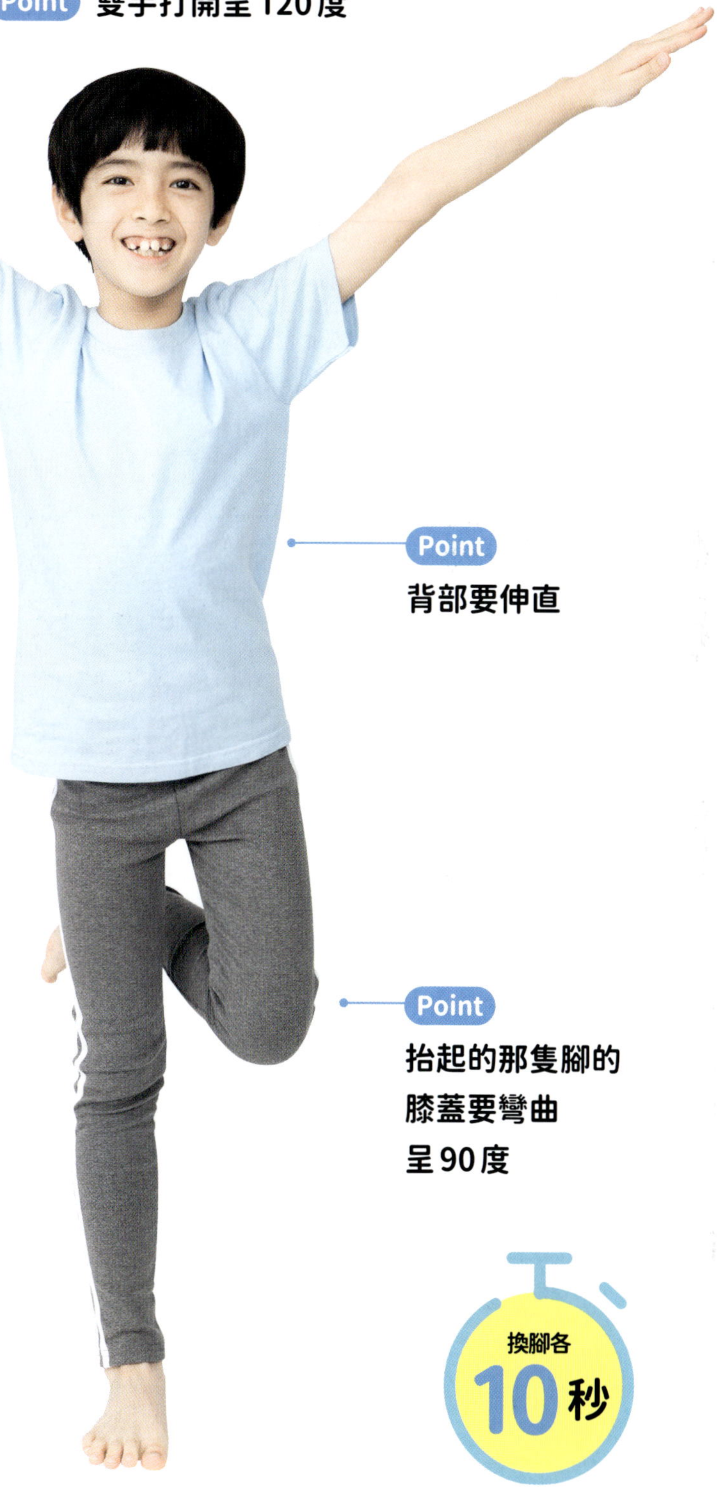
Point 雙手打開呈120度
不動！
Point 背部要伸直
Point 抬起的那隻腳的膝蓋要彎曲呈90度

無法順利做好時

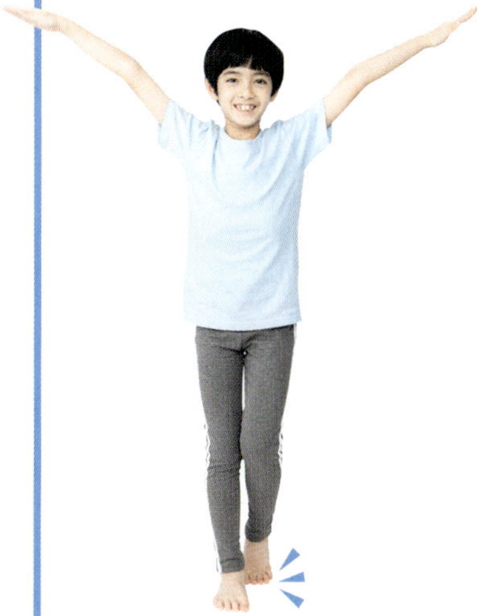

要維持單腳站立的姿勢並不容易，如果身體會搖搖晃晃，可以讓抬起的那隻腳的腳尖輕輕點在地上。

換腳各10秒

難易度 ★

改善圓肩和駝背

火箭姿勢

這個姿勢首先要抬起一隻腳，在搖晃的身體保持平衡的同時雙手上舉，維持姿勢。單腳站立可以鍛鍊力學感受器（請參考第44頁），兩手高舉則可以改善圓肩和駝背。

我們用左頁的圖片來說明，左腳彎曲抬起，可以增強左側髖關節周遭的肌力；而站立的右腳，則可以強化整隻腳的肌力。剛開始時可能會搖晃不穩，請想像身體中心有一條貫穿的軸線來試著維持穩定。左右腳要輪流進行。

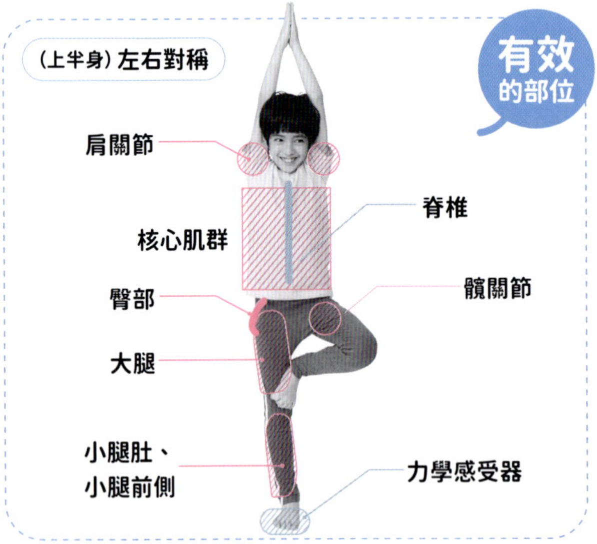

換腳各 **10秒**

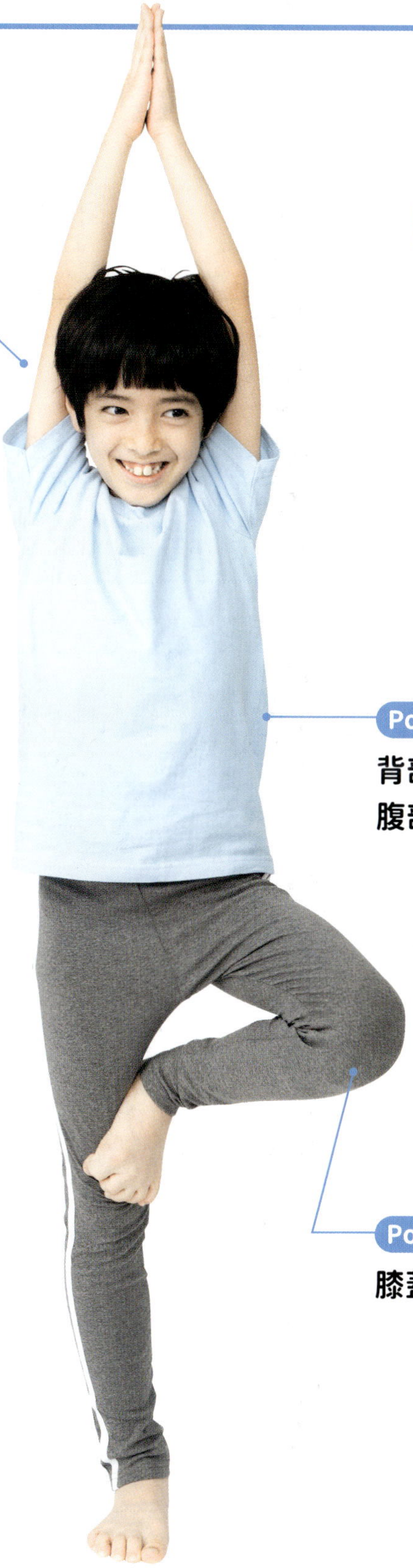

Point
雙手緊貼耳朵

不動！

Point
背部要伸直，
腹部不可凸出！

Point
膝蓋要確實彎曲

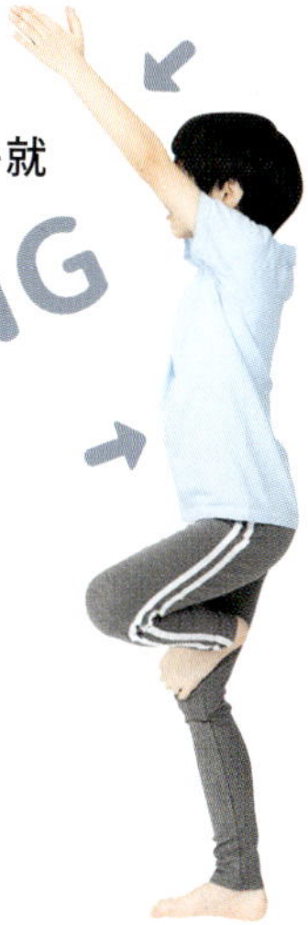

如果雙手向前傾斜，身體會無法完全伸展，就達不到鍛鍊的效果了！手臂要緊貼耳朵，若能舉至耳朵稍後方，更能有效地刺激核心肌群。

難易度 ★

同時強化腿部肌力和核心肌群

「K」姿勢

這是用全身做出像英文字母「K」的姿勢。單腳站立的姿勢可以鍛鍊力學感受器（請參考第44頁），強化腿部肌力，還有強化核心肌群的效果。

將手腳向前舉起時，身體會被往前拉，很容易會將重心放在腳掌前側，這時候請留意要將重心放在整個腳底，穩穩踩在地上。手臂向前斜舉45度，脊椎會更容易伸展。抬起臉部，收起下巴，從側面看頭部位於身體正上方，就是完美的姿勢。

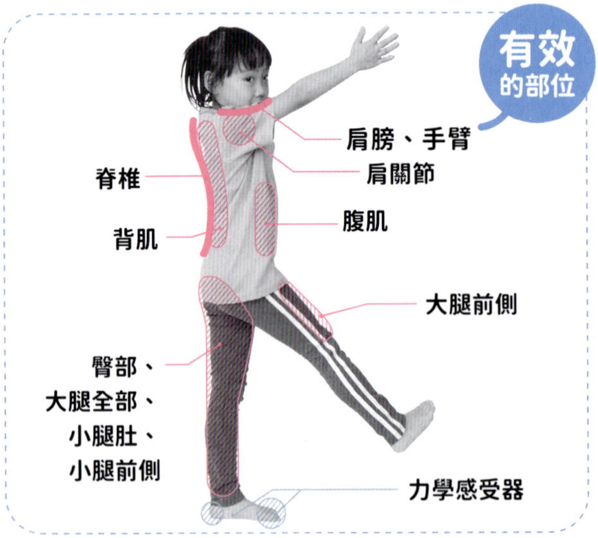

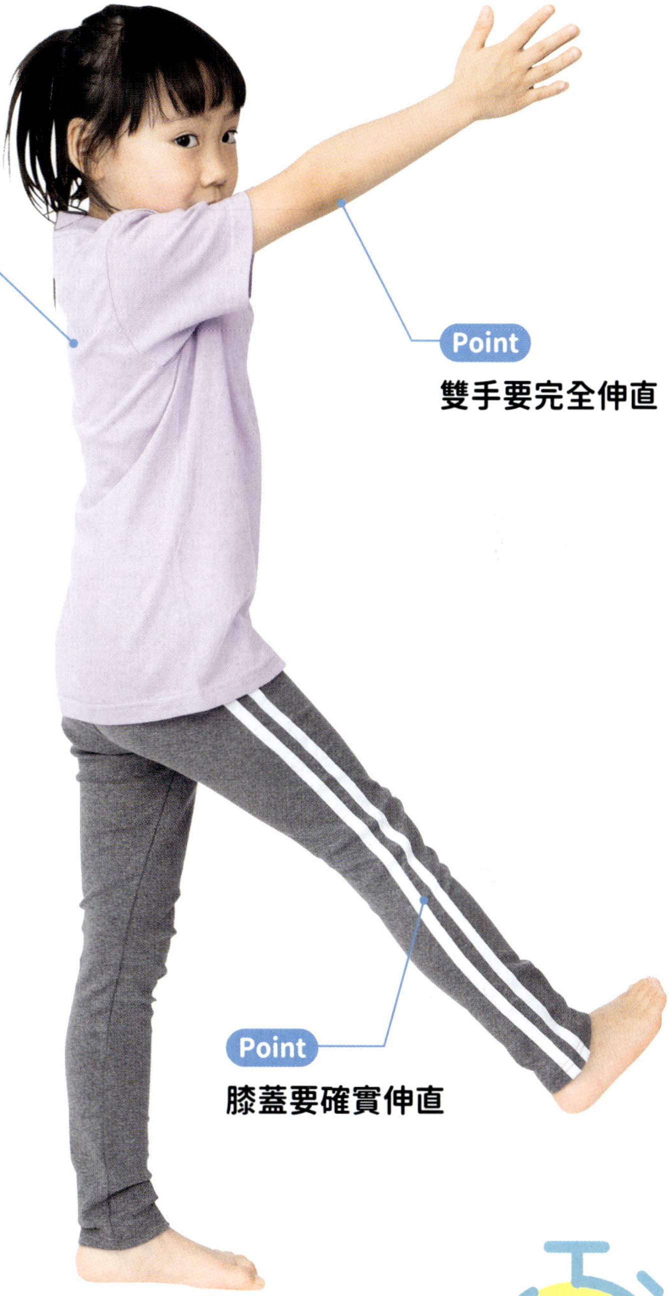
Point
背部要挺直
Point
雙手要完全伸直
不動！
Point
膝蓋要確實伸直

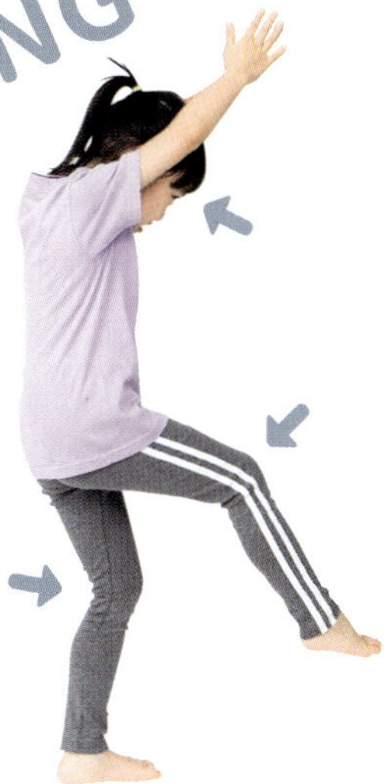

臉部朝下會讓背部拱起，膝蓋彎曲則會出現駝背或塌腰的情形。請抬起臉部，兩膝確實伸直。

左右各 10秒

難易度 ★

向前看齊姿勢

充分運用背肌和腹肌

兩腳併攏站立，一隻手做出排隊時的向前看齊動作；另一隻手則只做出一半動作。伸出的手臂需要與地面平行，只做一半動作的那隻手的手肘，必須彎曲呈直角。

當手向前伸時，身體容易被拉向前方，所以站立時要留意背肌，並且用力收緊腹部。如果頭部向前伸，背部就會拱起而變成駝背，所以抬頭時請收下巴，從側面看頭部位於身體正上方，就是正確的姿勢。

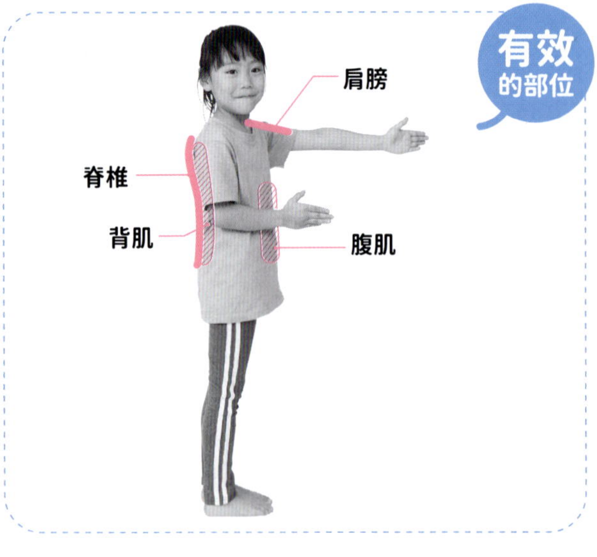

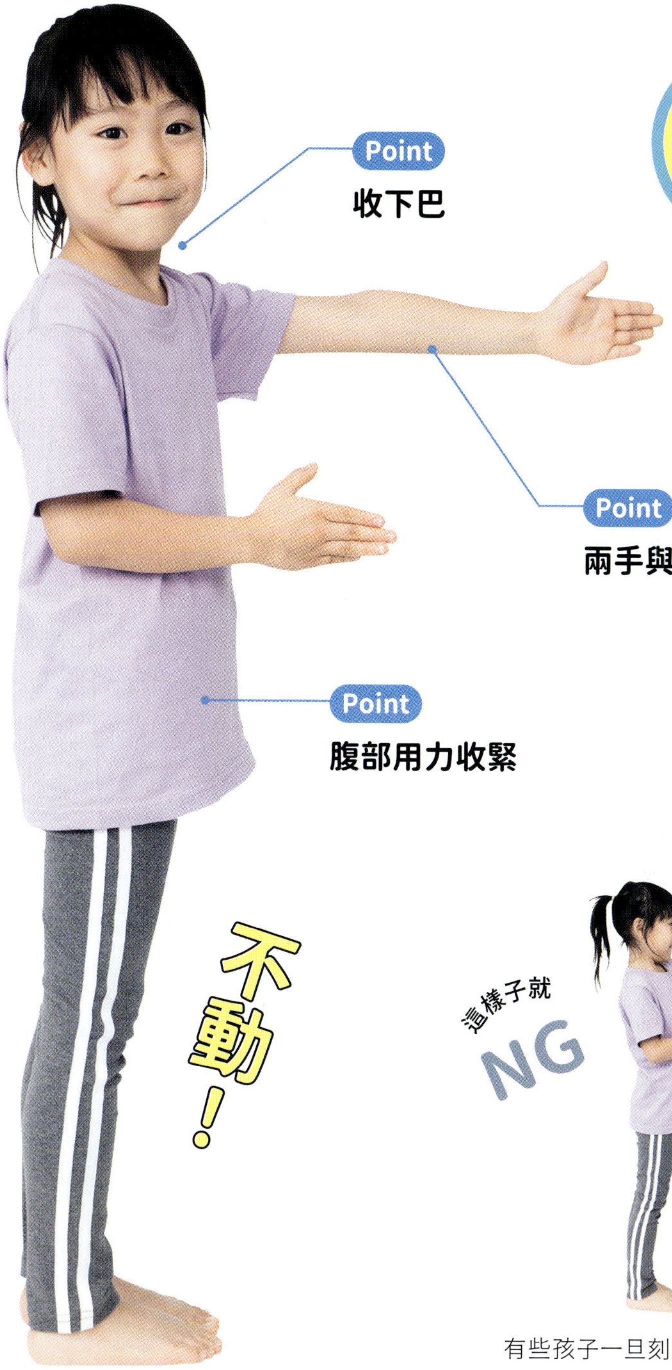
換手各
10秒
Point
收下巴
Point
兩手與地面平行
Point
腹部用力收緊
不動！

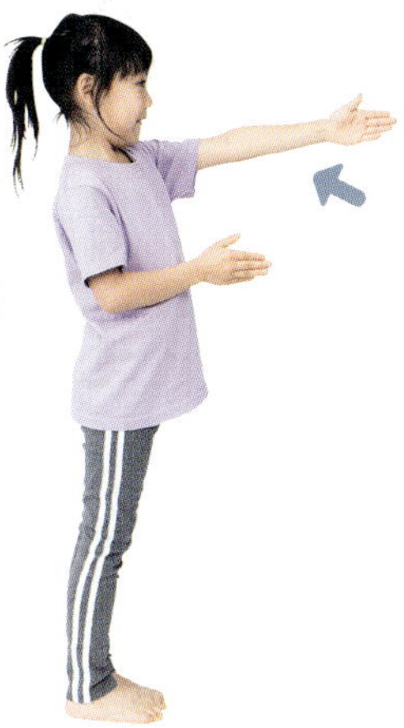

有些孩子一旦刻意「想要做出正確的姿勢」，腰部就會不自覺地向前挺。請留意不要挺腰，能避免讓腹部凸出。

難易度 ★

鍛鍊核心肌群的肌耐力

大佛姿勢

說起大佛，自然想到奈良或鎌倉的大佛最爲著名，而這個姿勢就是模仿鎌倉大佛雙手交疊放在身前的姿勢。試著做看看就能理解，必須保持靜止不動的狀態端坐，並需要大量運用核心肌群，而且不輕鬆。

一開始也許連續坐10秒鐘都覺得時間漫長，不過習慣之後，請慢慢試著把時間延長到30秒，甚至是1分鐘，如此可以鍛鍊核心肌群的肌耐力。順便一提，奈良大佛的姿勢難度更高，因爲奈良大佛的姿勢一隻手要向前伸，所以重心容易被拉向前方，身體爲了保持背部挺直，就需要使用更多核心肌群的力量。

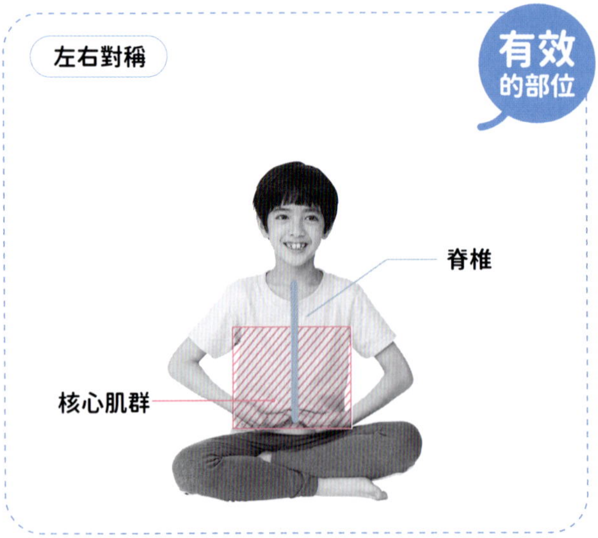

老師的建議在這裡！

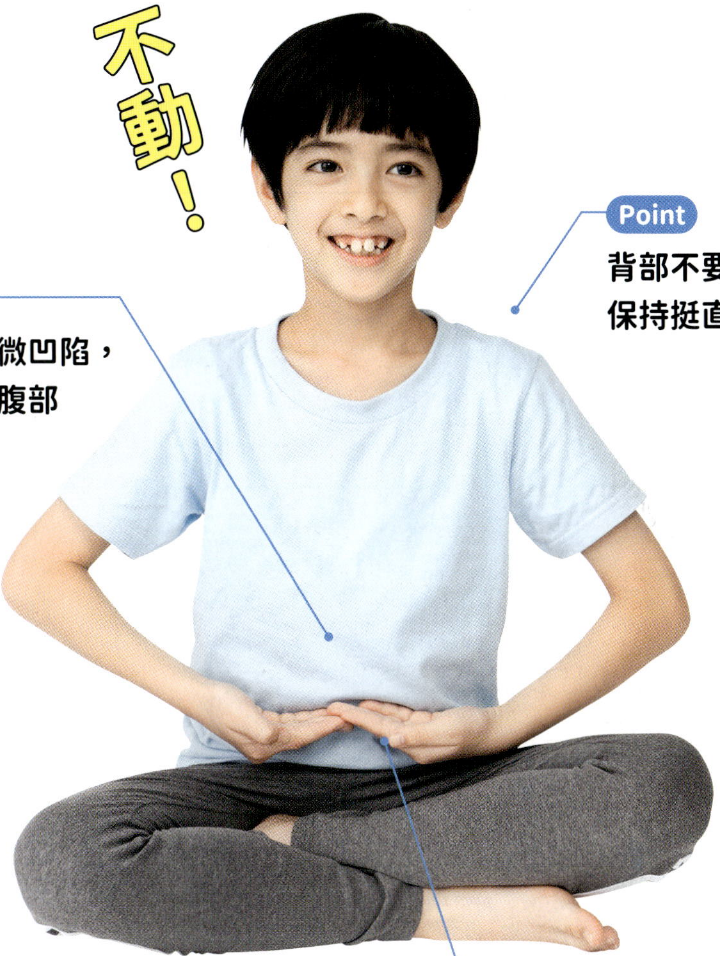

Point
背部不要後仰，
保持挺直

Point
肚臍處稍微凹陷，
用力收緊腹部

Point
雙手手指交疊，
就像托著盤子一樣

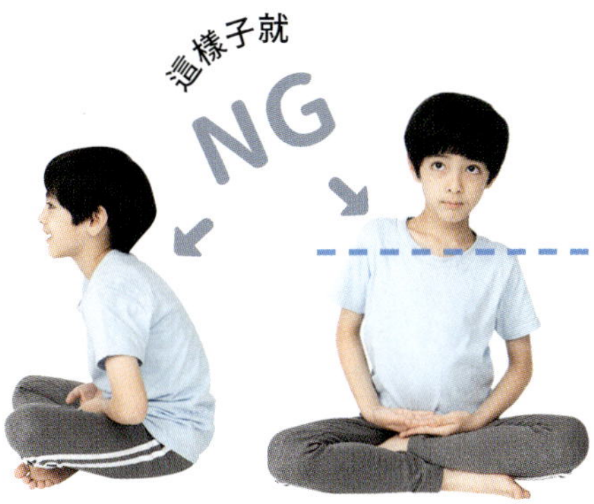

頭部不要向前伸，請保持在脊椎正上方。並檢查一下，從正面看身體是否有向左右偏斜的情況。

10秒

鍛鍊核心肌群，就能保持正確的姿勢！

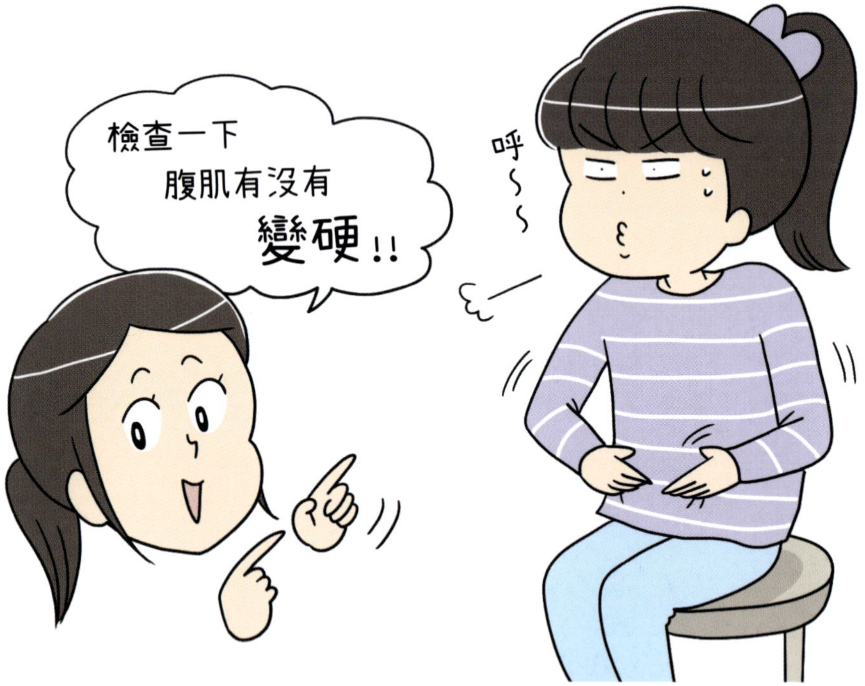
檢查一下
腹肌有沒有
變硬！！
呼～～

容易疲倦的孩子，核心肌群都比較弱！

核心肌群（包括腹肌、背肌等）如果沒有充分發揮作用，就無法做出並維持良好的姿勢。而且只有核心肌群穩定了，四肢才能靈活動作。當「無法端坐」、「身體軟弱無力，難以進行矯正姿勢練習操。「容易疲倦」的孩子更不用說了，就連「手指不靈活」的孩子，也有核心肌群肌力不足的可能。

我們可以用摸的方式來檢查孩子身體是否正在使用核心肌群。比如，在「呼～～」地長吐一口氣的時候摸摸腹部，這時腹肌應該會變硬，就表示有在充分使用核心肌群。

核心肌群肌力不足，就會陷入「容易疲倦↓姿勢不端正↓因爲姿勢不端正導致更容易疲倦」的惡性循環當中。

來鍛鍊核心肌群（腹橫肌）吧！

★ 不要借助反作用力，需要緩慢地進行。
★ 這個體操可以鍛鍊到核心肌群中，位於軀幹兩側的腹橫肌。

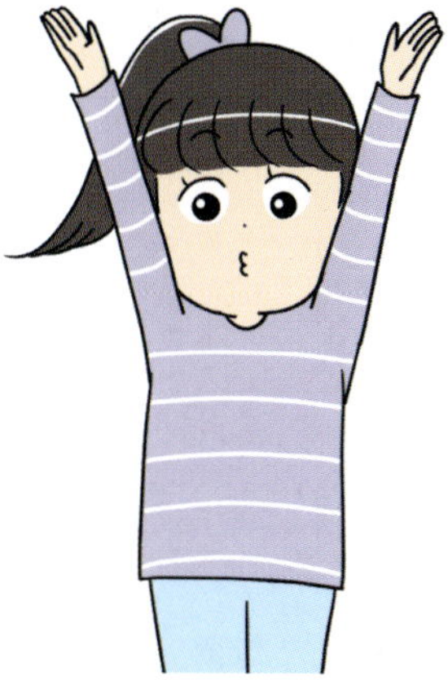

1 兩手高舉貼近耳朵。

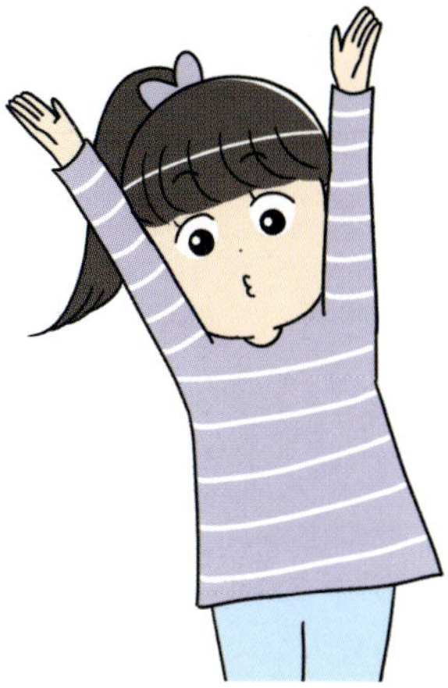

2 維持這個姿勢，身體緩緩倒向右邊；然後回復到1的狀態，再緩緩倒向左邊。

來鍛鍊核心肌群（背肌）吧！

★ 請想像肩胛骨向內側靠攏來進行。
★ 這個體操可以鍛鍊到核心肌群中，位於背部的背肌。

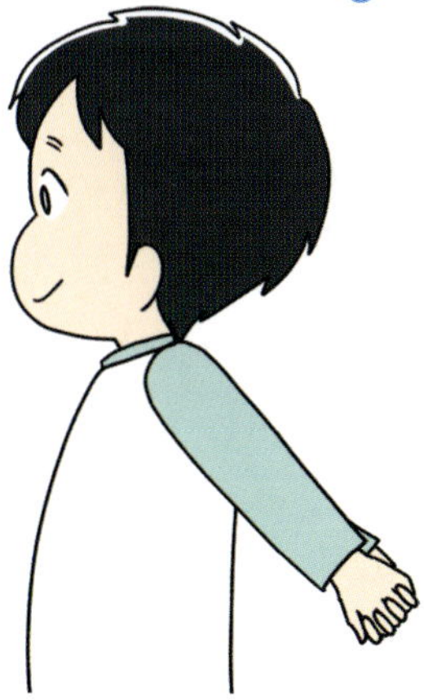

1 挺直背肌站好，兩手於身體背後交握。

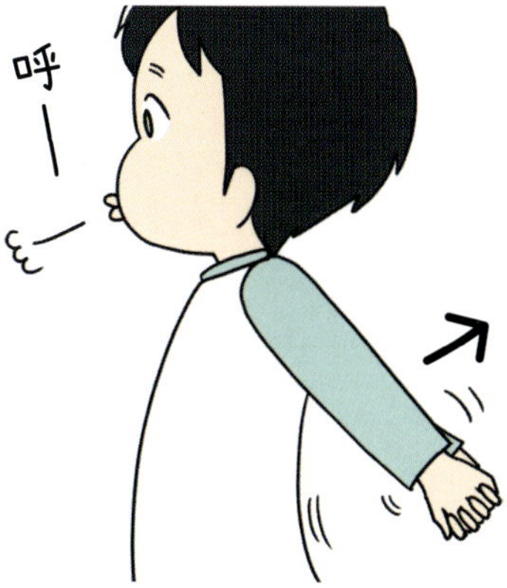

2 一邊緩緩吐氣，一邊將手臂略微抬高，維持10至30秒的時間，再回復到原狀。

難易度 ★★

一個姿勢就能達到鍛鍊肌力、柔軟度等多重效果

「快逃！」姿勢

這是單腳站立，雙手擺在一前一後的「快逃！」姿勢。這個姿勢能夠強化腳底的力學感受器（請參考第44頁）、核心肌群及雙腿的肌力、提升大腿後側的肌力等，可以同時鍛鍊到多個部位。

手肘向後擺時，必須確實抬高並彎曲呈直角。當手肘抬高時，背部自然就會挺直。請家長在一旁提醒：「背部有沒有挺直？」、「手肘要確實抬高」、「臉部要朝向正前方」等等，讓孩子更容易做出正確的姿勢。

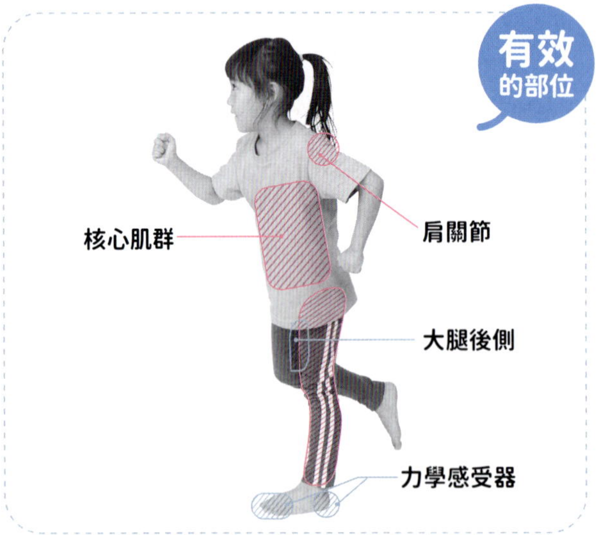
有效
的部位
核心肌群
肩關節
大腿後側
力學感受器

不動！

左右各
10秒

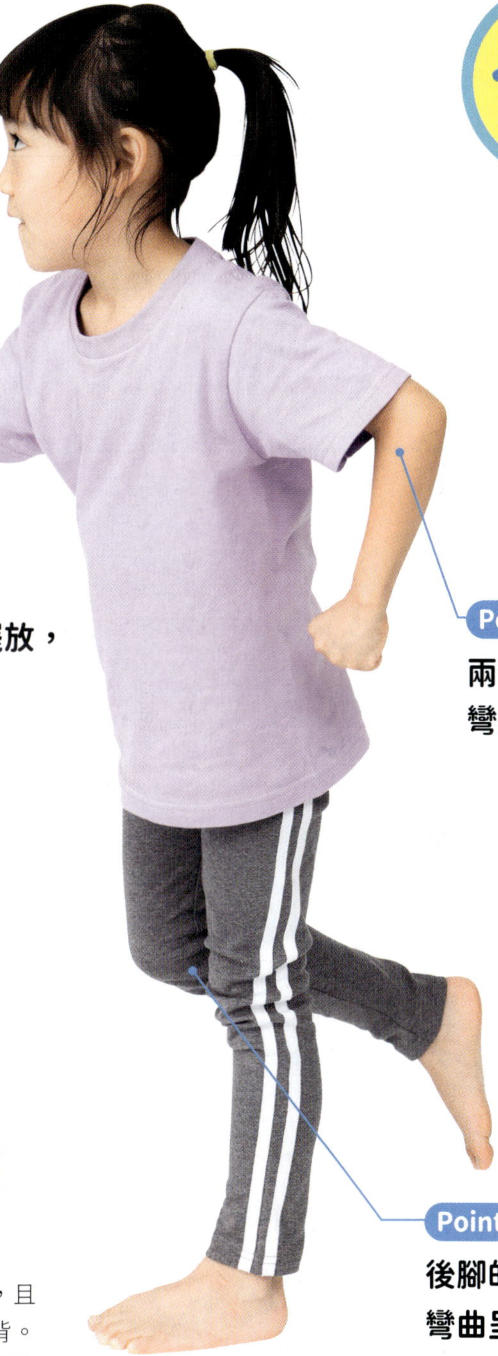

Point
兩手一前一後擺放，幅度要大

Point
兩個手肘都要彎曲呈直角

Point
後腳的膝蓋也要彎曲呈直角

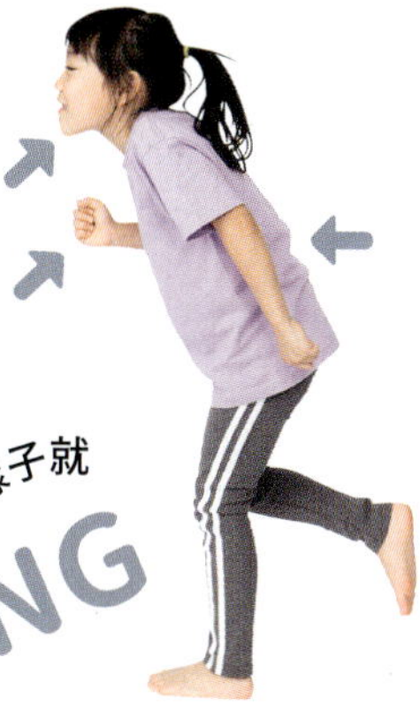

這樣子就
NG

如果手肘沒有彎曲呈直角，且頭部向前伸出就會變成駝背。練習這個姿勢時要像準備起跑時那樣，全身都要使力才行。

難易度 ★★

靈活肩關節，改善駝背

「W」與「M」姿勢

這是在身體兩側彎曲手肘，舉起雙手的「W」姿勢；以及手肘位置維持不變，只放下雙手的「M」姿勢。透過將雙手舉起、放下的動作，可以讓肩關節變得靈活。在舉放雙手的時候，也會同時活動到脊椎，所以也可以達到改善圓肩和駝背的效果。

手肘的位置在一開始練習時，可以放在身體的側邊，等練習久了之後，就能稍微拉向身體的後方，如此可以擴大肩胛骨的活動範圍，放鬆肩胛骨周圍的肌肉。與此同時，也可以敞開胸膛，提升呼吸功能。

請不要搶快，慢慢地練習。坐在椅子上練習也可以，但要隨時注意保持背部挺直。

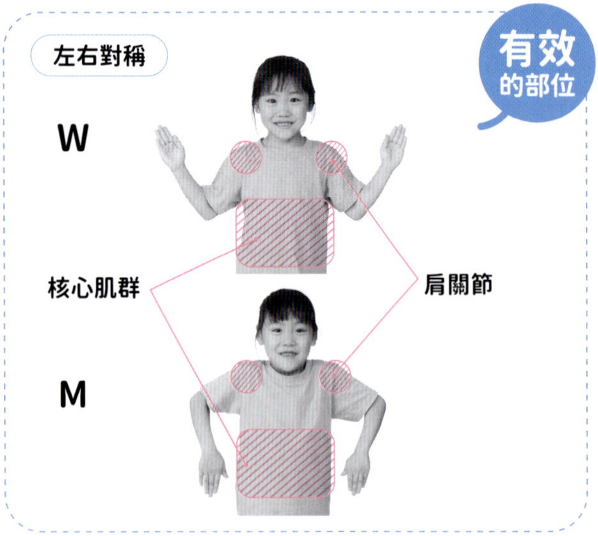

老師的建議在這裡！

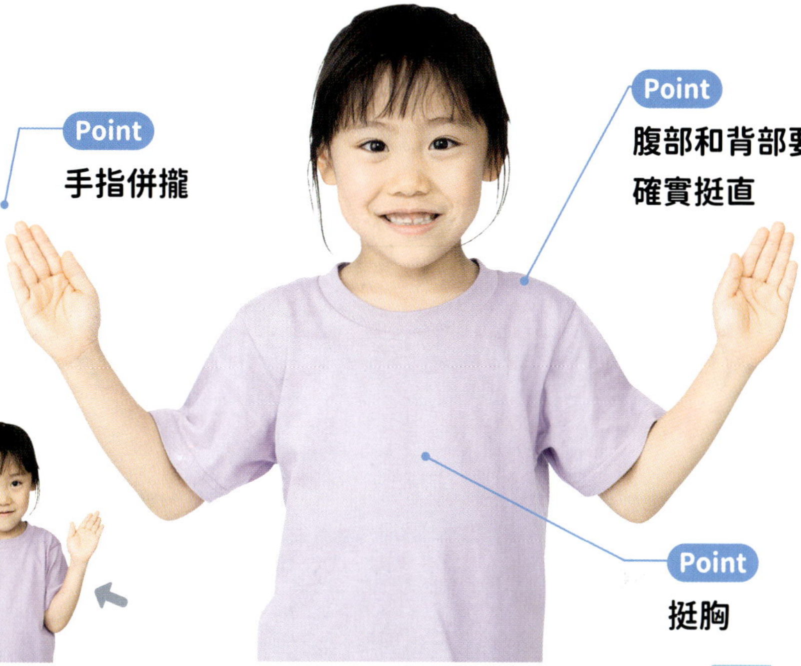
Point
手指併攏
Point
腹部和背部要
確實挺直
Point
挺胸

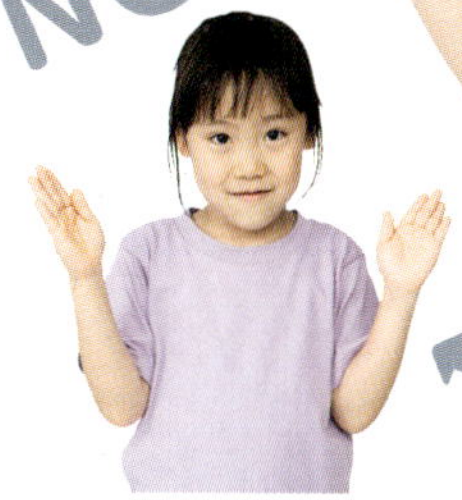

兩邊手肘不能貼著身體，
手肘一旦貼著身體，胸部
就無法敞開，如此即無法
矯正圓肩和駝背。

上下各
10秒

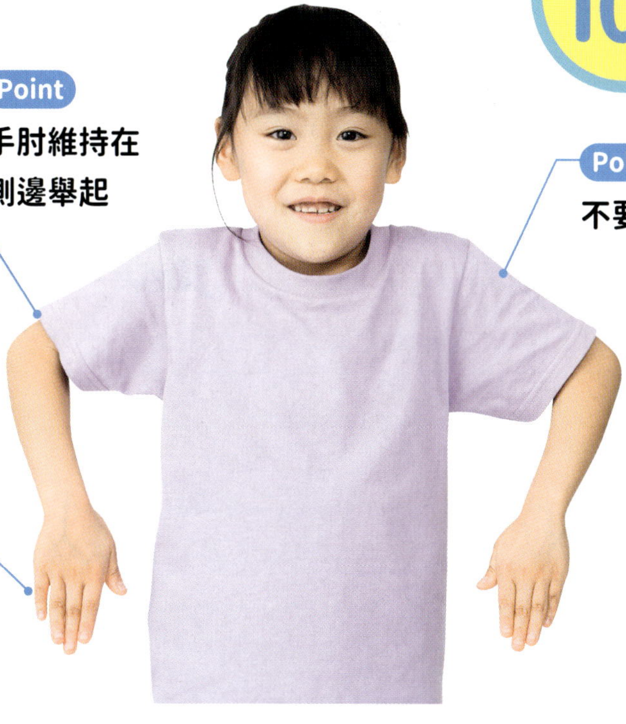
Point
手肘維持在
側邊舉起
Point
不要聳肩
不動！
Point
手背朝向正面

難易度 ★★

鍛鍊力學感受器和髖關節

「嚇！」姿勢

單腳站立，一隻手舉高，另一隻手擺在腹部前方，這就是「嚇！」姿勢。短時間或許可以做到，但是，若要維持10秒就很有難度。

運用單腳站立來保持平衡，可以有效強化力學感受器（請參考第44頁），而且還能鍛鍊站立的那隻腳的所有肌肉，以及彎曲的那隻腳的髖關節周圍的肌肉。

舉高的手請伸直，只有手腕處稍微彎曲。練習的時候請想像有一條中軸線從頭部貫穿到腳底。

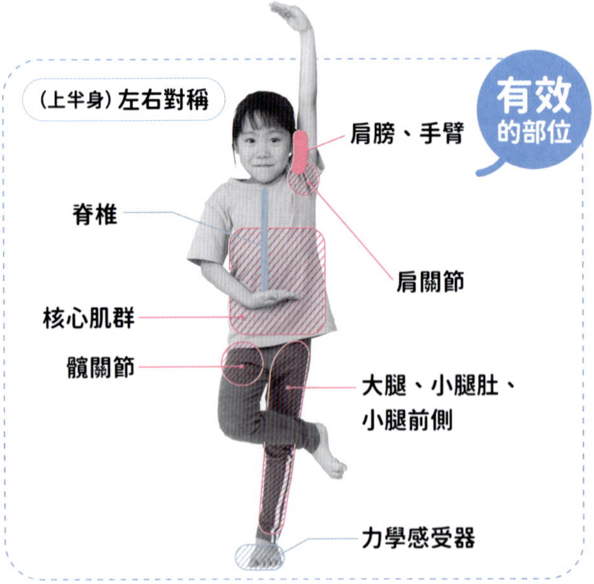

老師的建議在這裡！

Point
脖子要伸直

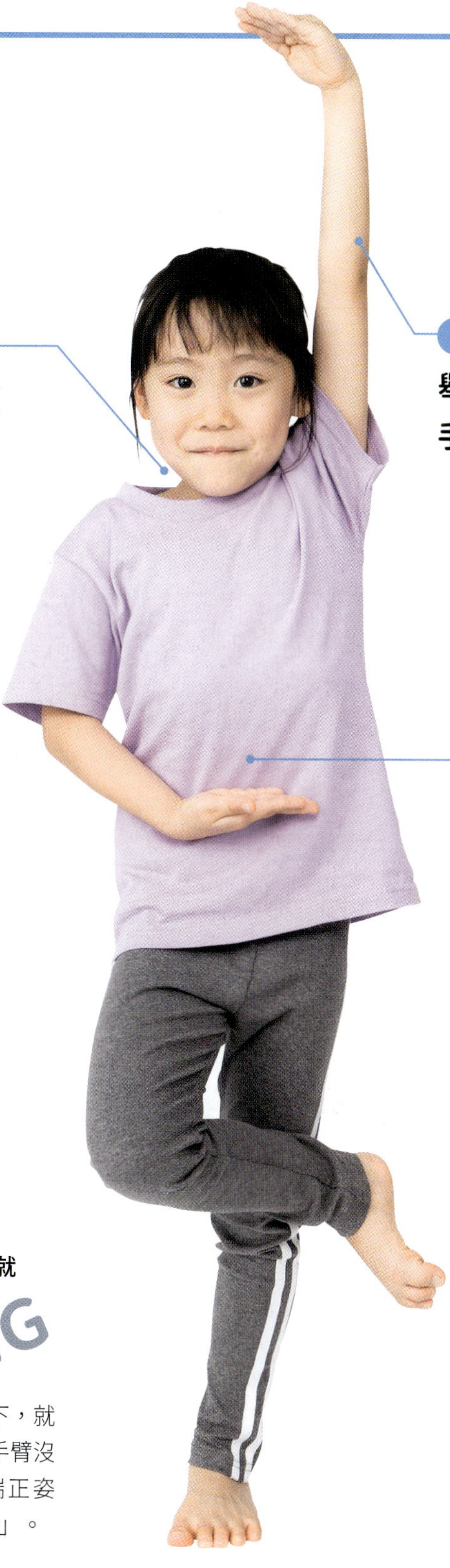

Point
舉高的手臂和
手肘要伸直

不動！

Point
腹部要用力

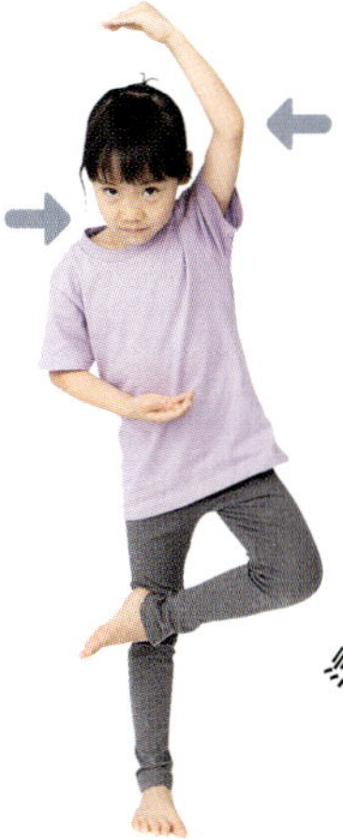

這樣子就
NG

如果頭部往前伸或朝下，就無法矯正駝背。若是手臂沒有伸直，就不是「端正姿勢」，而是「鬆垮姿勢」。

手腳左右
替換各
10秒

難易度 ★★

鍛鍊核心肌群，改善圓肩和駝背

「辵部（⻌）」姿勢

「辵部（⻌）」這個姿勢確實有一點難度，因爲需要充分使用核心肌群，所以一開始就要維持10秒鐘，或許也不容易。高舉雙手可以改善圓肩和駝背，牢牢地踩穩地面也可以強化雙腳的肌力。不僅能讓日常生活中經常處於彎曲狀態的髖關節充分伸展，也可以鍛鍊到髖關節周圍的肌肉。

這個姿勢的要點是胸部要稍微挺出，背部稍微後仰，但若一下用力過猛地向後仰，可能會使腰部受傷，這一點請多加留意。

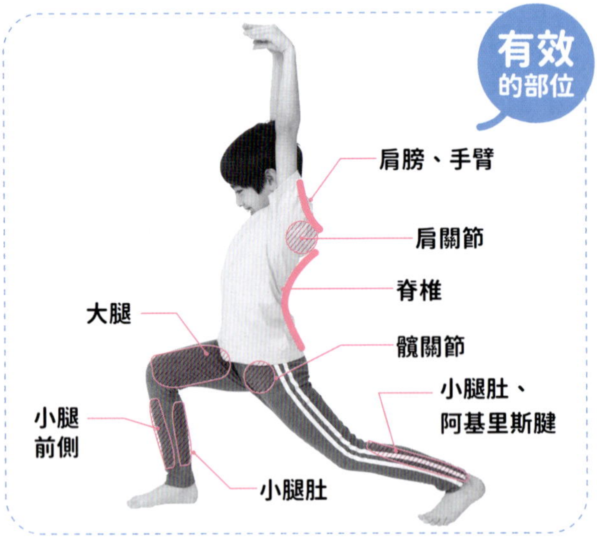
有效的部位
肩膀、手臂
肩關節
脊椎
大腿
髖關節
小腿肚、阿基里斯腱
小腿前側
小腿肚

換腳各
10秒

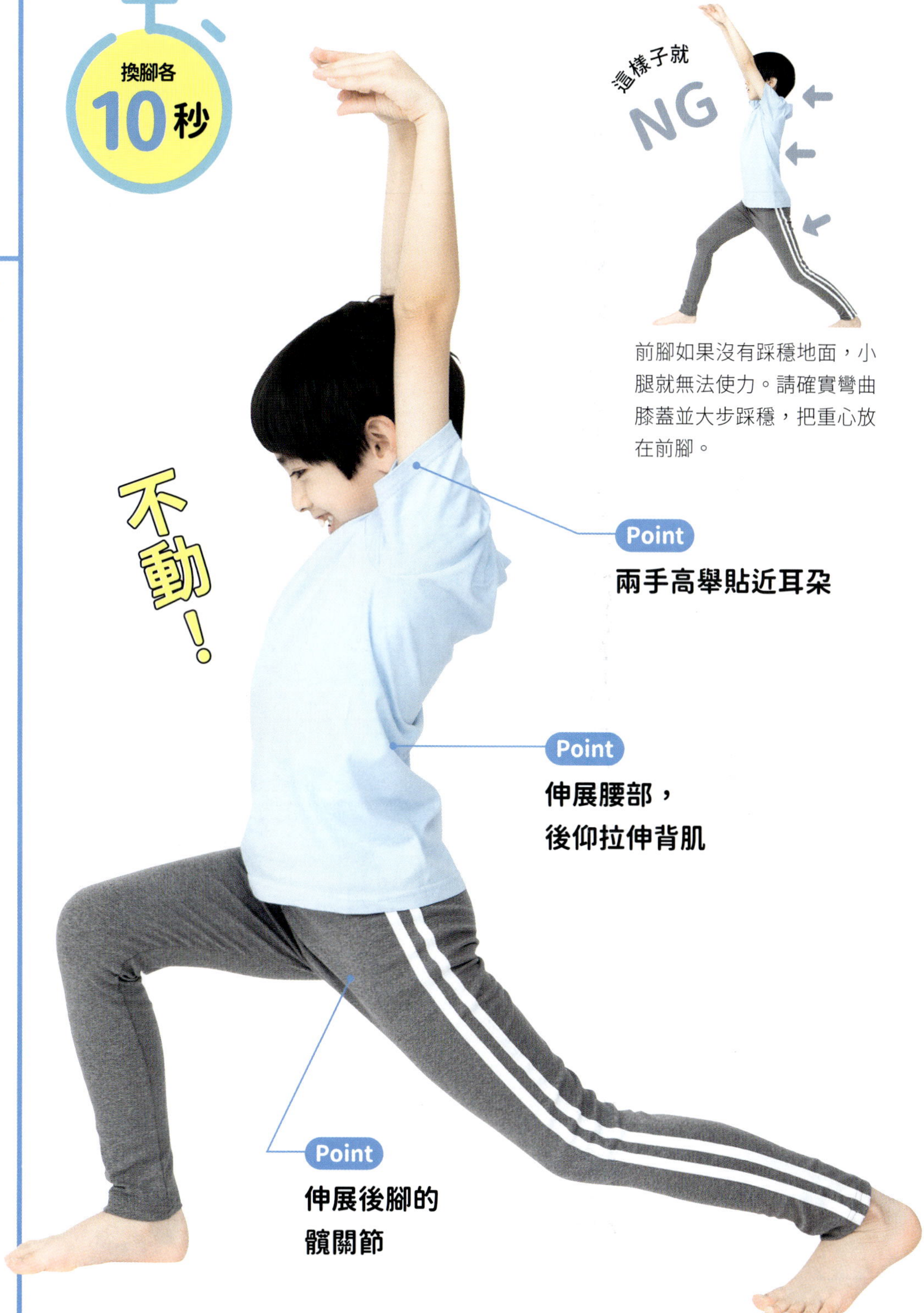

前腳如果沒有踩穩地面，小腿就無法使力。請確實彎曲膝蓋並大步踩穩，把重心放在前腳。

不動！

Point
兩手高舉貼近耳朵

Point
伸展腰部，後仰拉伸背肌

Point
伸展後腳的髖關節

難易度 ★★

提升全身肌力！並伸展背部

健美選手姿勢

雙手雙腳使勁，腹部向內收緊，臉部也要施力。因爲全身的肌肉都要用力，所以需要一定的力量。只要腹部使勁讓腹壓升高，背部就不容易彎曲，可以更穩定地支撐身體。如果擺出這個姿勢時，全身肌肉都會變硬，就表示有達到效果。

孩子在練習的時候，請保持緩慢地呼吸。尤其是家長練習時要格外注意，以免憋氣用力讓血壓瞬間上升。

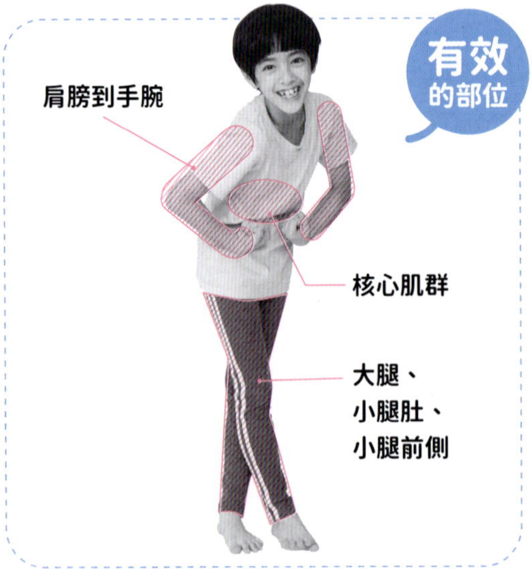

老師的建議在這裡！

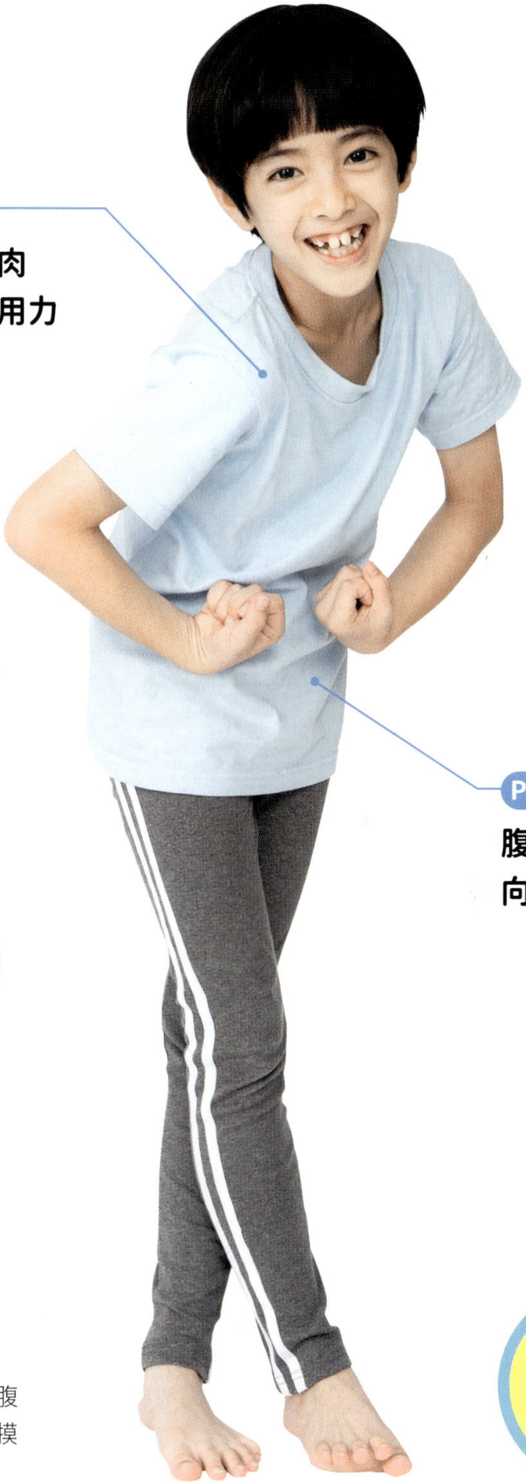
Point
全身的肌肉
都要使勁用力
Point
腹部要
向內收緊
換腳各
10秒

檢查一下這裡！

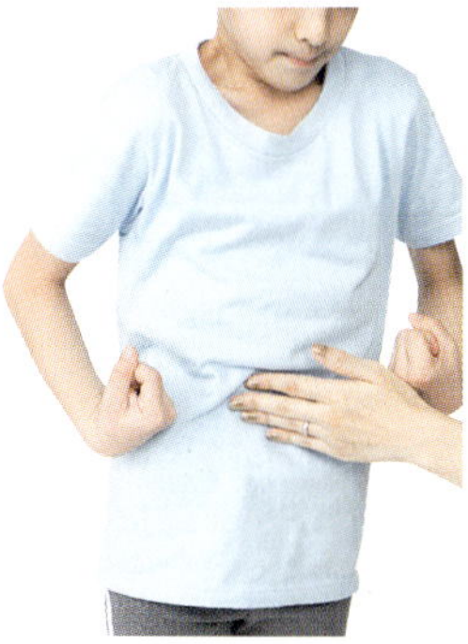

當保持這個姿勢的時候，腹部是否確實用力？家長可以摸摸孩子的腹部確認一下。

難易度 ★★

劍客姿勢

活動肩胛骨，矯正圓肩駝背

這是彷彿劍客手持利劍準備迎戰的帥氣姿勢，當彎曲的手肘像照片那樣充分地向後拉時，應該能感覺兩側肩胛骨向中間靠攏了。當兩側的肩胛骨靠攏時，背部就可以伸展開來，改善圓肩或駝背的情形。

將後腳的腳跟在地面踩穩，可以伸展小腿肌肉和阿基里斯腱；如果重心放在前腳，則可以增加腿部整體的肌肉負荷，進而適度地鍛鍊肌肉。練習時請儘量保持不讓手臂下垂。

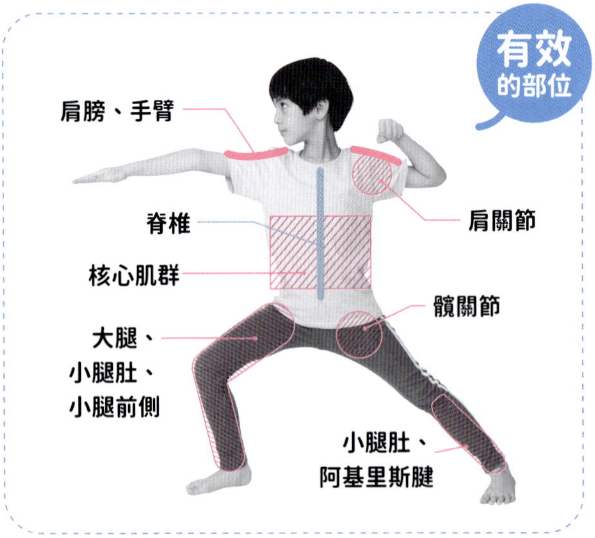

PART 2

★★★

劍客姿勢

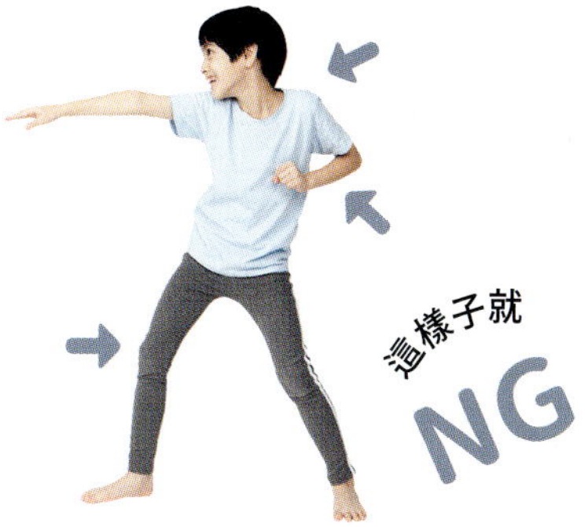

後面的手臂貼近身體不理想，要確實抬高才有效，請想像拉開弓箭那樣，把手肘高高抬起。

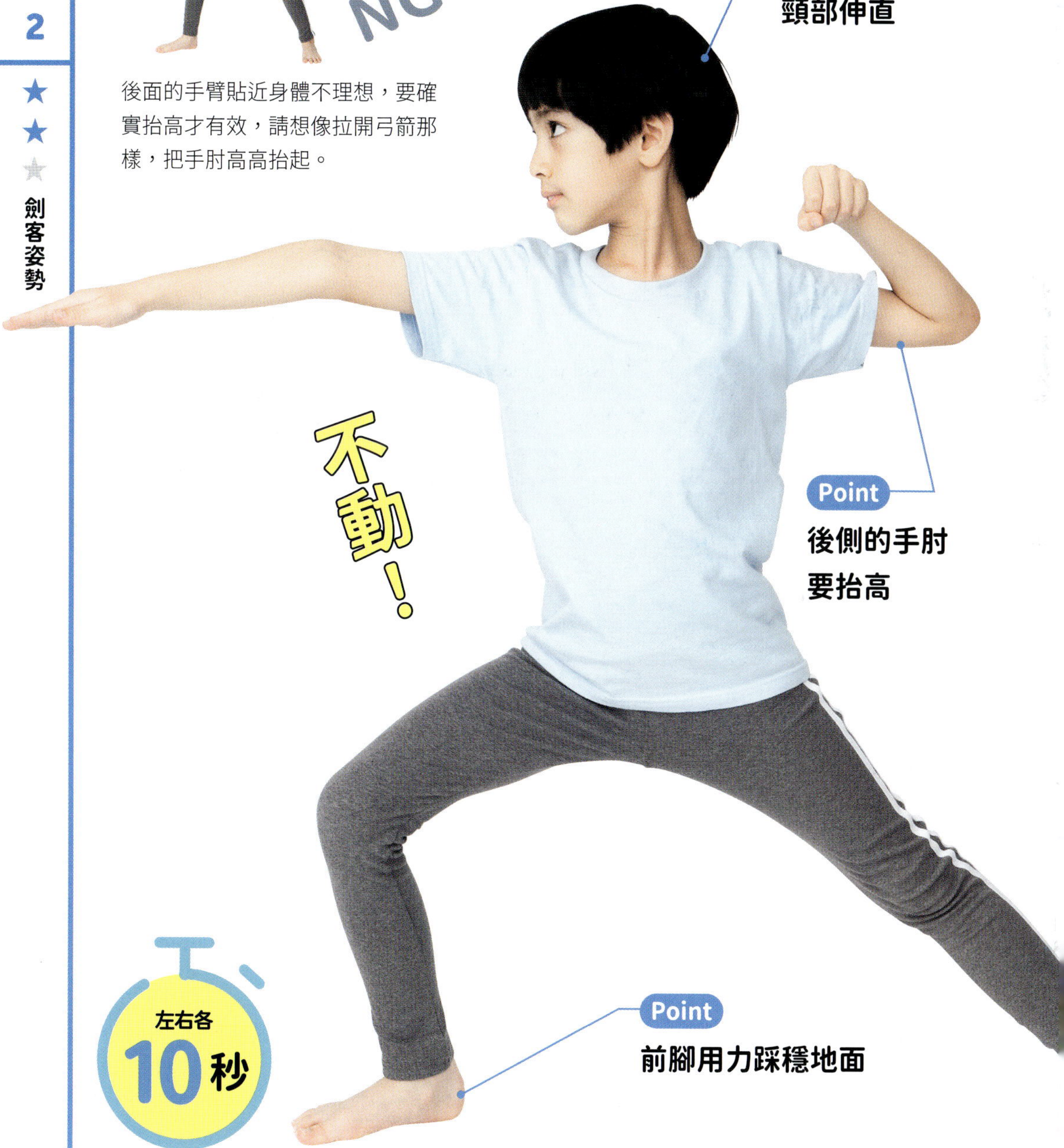
Point
抬起頭，
頸部伸直
不動！
Point
後側的手肘
要抬高
Point
前腳用力踩穩地面

左右各
10秒

難易度 ★★

跳水姿勢

可以強化背肌、腹肌和大腿的肌力

跳水姿勢對於強化肌力特別有效。將頭埋入兩臂間，背部保持在伸展狀態，可以同時鍛鍊到背部、腹部和大腿的肌肉。因爲兩臂往前伸，所以身體會被拉向前，這時候腹部要用力，讓重心保持在正確的位置上。

剛開始練習的時候，背部只要挺直即可，但如果身體可以稍微後傾，訓練的效果會更好，但要小心過於傾斜，就會向後跌倒。此外，背部若過度後仰，也可能讓腰部受傷。

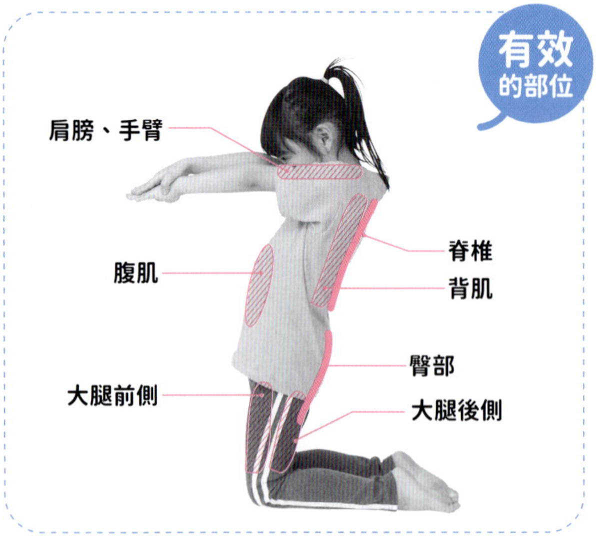

有效的部位
肩膀、手臂
脊椎
背肌
腹肌
臀部
大腿前側
大腿後側

老師的建議在這裡！

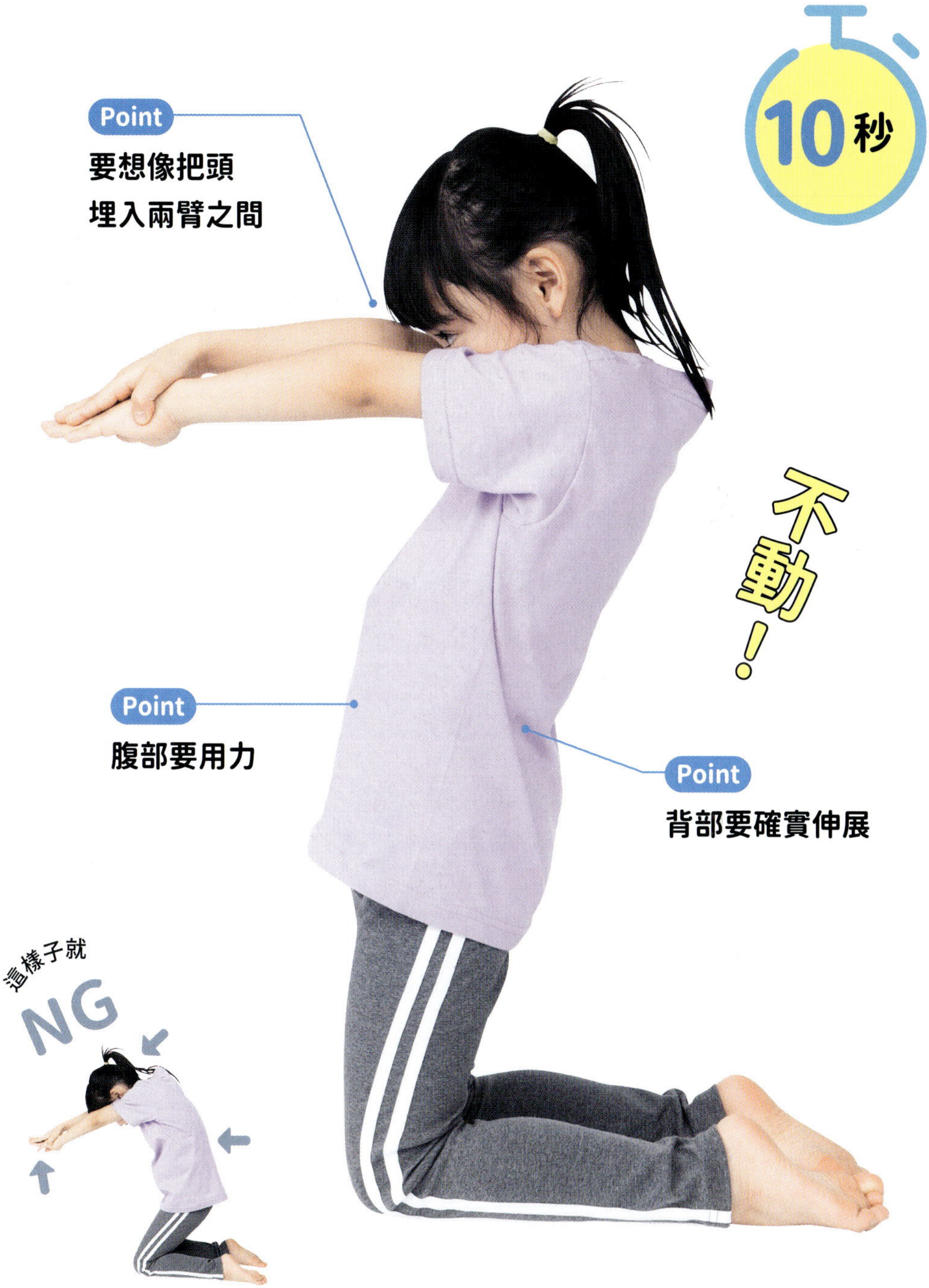
10秒
Point
要想像把頭
埋入兩臂之間
不動！
Point
腹部要用力
Point
背部要確實伸展
這樣子就
NG

如果腰部彎曲、臀部往後拉、手臂朝下，就是NG姿勢。如此一來背部沒有伸展，也不會鍛鍊到背肌和腹肌。

難易度 ★★

可以強化力學感受器和全身肌力

令和姿勢

這個姿勢是在模仿令和的「令」字。對於全身肌力都有強化的效果，包括單腳站立的整條腿、朝斜下方展開的兩臂，以及努力保持直立姿勢的腹肌和背肌等等。此外，單腳站立來保持平衡，也可以有效鍛鍊力學感受器（請參考第44頁）。

如果孩子「只能做一下下，但無法維持10秒」的話，請先從3秒、5秒開始，逐漸延長停住不動的時間。若只把注意力放在腳要抬高，可能會出現駝背或是手張太開的情況，這一點請多加留意。

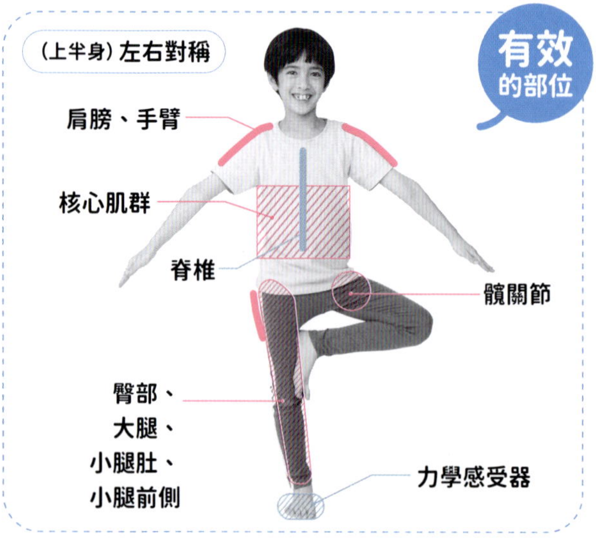

換腳各
10 秒

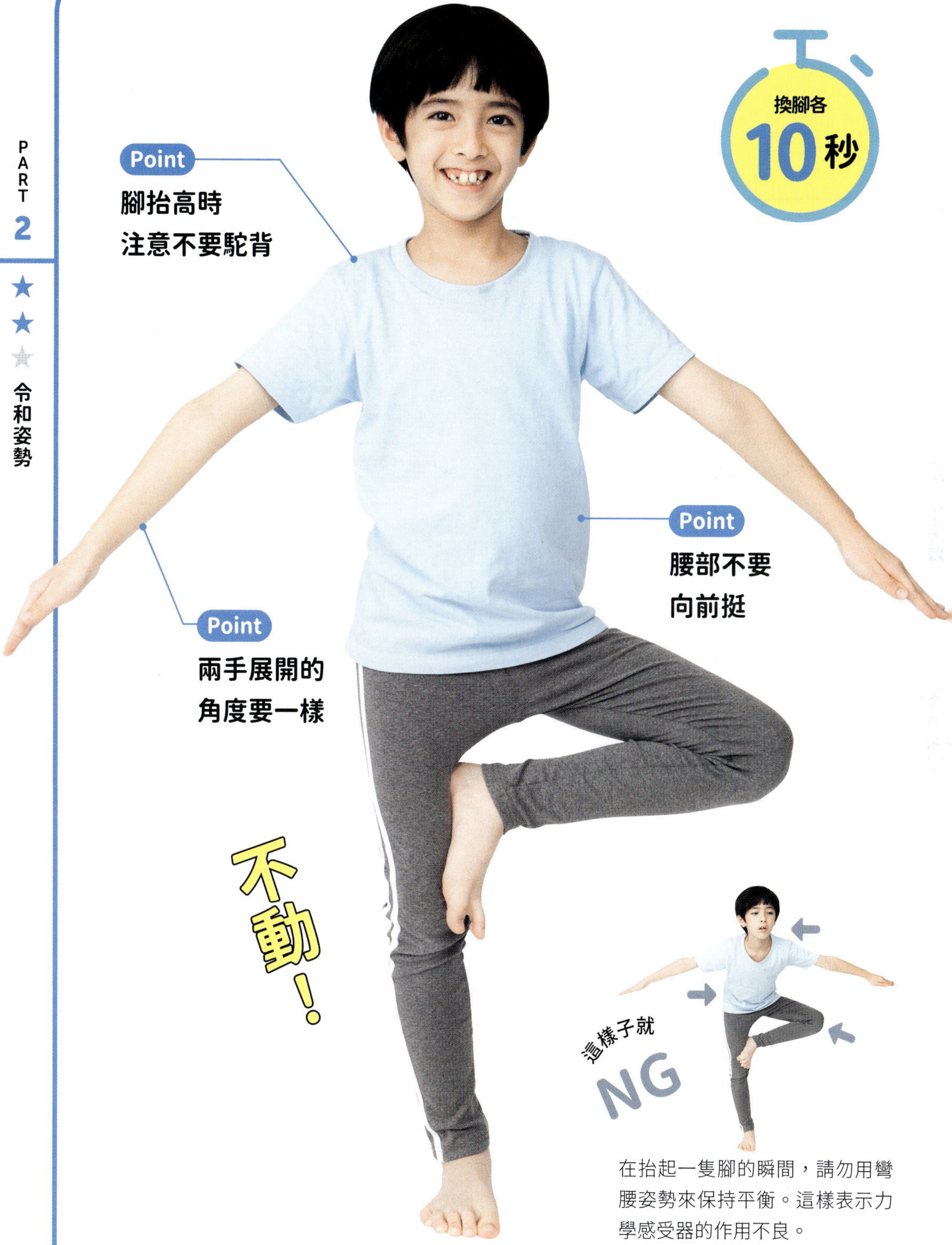
Point
腳抬高時
注意不要駝背
Point
腰部不要
向前挺
Point
兩手展開的
角度要一樣
不動！
這樣子就
NG

在抬起一隻腳的瞬間，請勿用彎腰姿勢來保持平衡。這樣表示力學感受器的作用不良。

脊椎靈活，可以預防駝背！

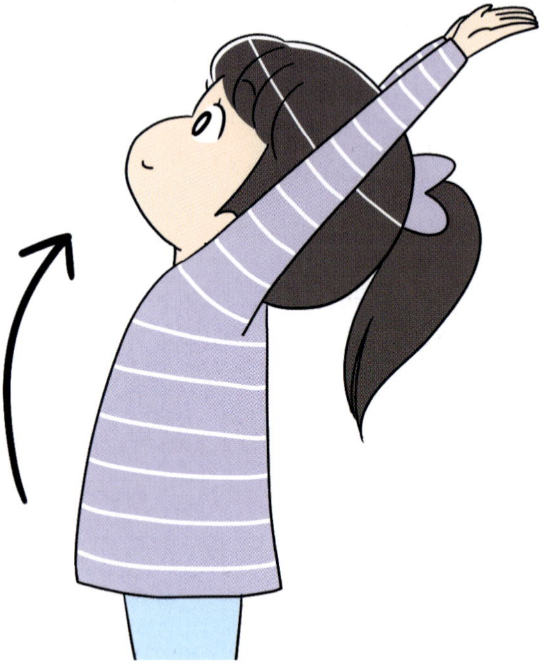

柔軟度也關係是否容易受傷！

脊椎並不是一根骨頭，而是由頸部的7塊、背部的12塊，以及腰部的5塊小骨頭組合而成。這些小骨頭就像積木一樣堆疊在一起，所以脊椎可以靈活動作，讓上半身能夠前後左右活動、扭轉。

如果日常生活中沒有均衡地使用身體，脊椎會變得僵硬，活動範圍也會變差。比如，站立做出舉手歡呼的姿勢，在保持手臂伸展的同時，讓上半身向後仰看看。如果上半身可以像上方插圖一樣後仰，就表示柔軟度還不錯；如果做不到，就表示脊椎的柔軟度不佳。

若是柔軟度持續不佳，姿勢會很難矯正過來，而且也容易受傷。最好趁孩子年幼時期，好好增強脊椎的柔軟度吧！

提升柔軟度的各種方法

站著讓脖子向後仰

採舒服的站姿，只將脖子向後仰。這時候背部和腰部不要後彎，只將頭部慢慢向後仰，看向天空或天花板。

※感覺疼痛時請不要勉強。

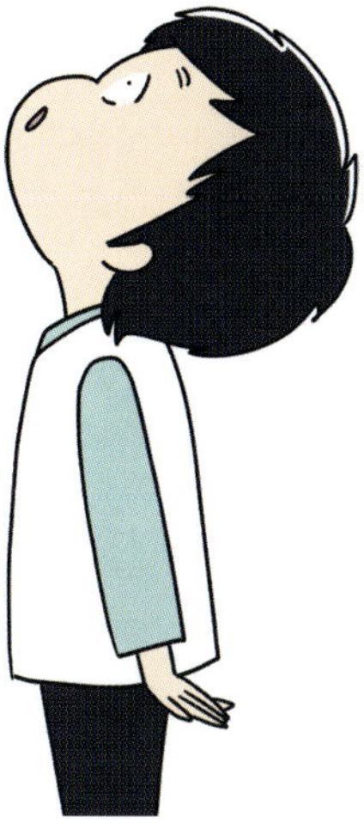

雙手交握高舉手臂，伸展肩胛骨周圍的肌肉

雙手交握放在後腦勺，保持這個姿勢高舉手臂。這時應該能感覺到平常不太會用到的肩胛骨周圍肌肉有被活動、放鬆了。習慣之後，可以在雙手交握的狀態下，把手肘向後拉伸，敞開胸部，效果會更好。

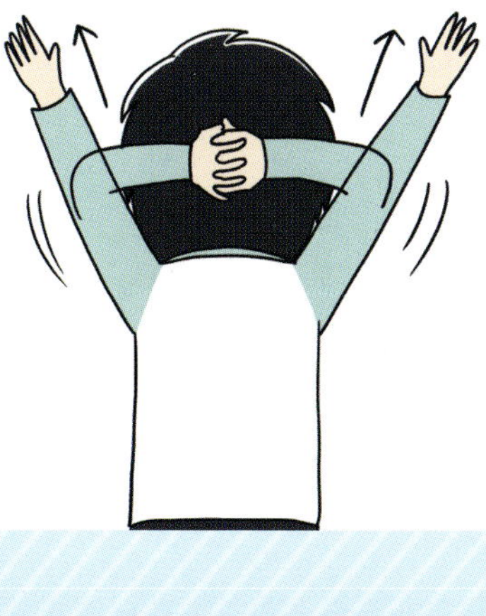

胸部慢慢地向左右扭轉

雙手在後腦勺交疊，身體向左右扭轉。臉部和下半身保持面向前方，再扭轉上半身，胸部就會跟著轉動。這個時候請勿從臀部或腰部扭轉，或者一鼓作氣使勁扭轉。請保持呼吸，慢慢地轉動胸部。

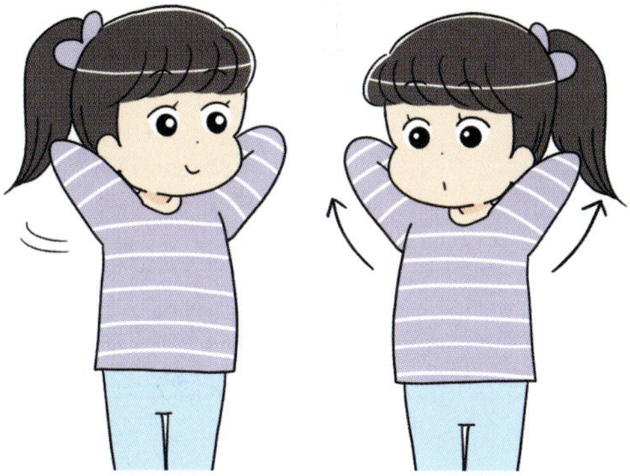

趴在地上，兩臂舉高擺出飛機姿勢

剛要開始學步的小寶寶身體特別柔軟，經常會做出這種像飛機般的姿勢，開心地笑著。重點是臉部要抬起來，朝下反而會得到反效果。

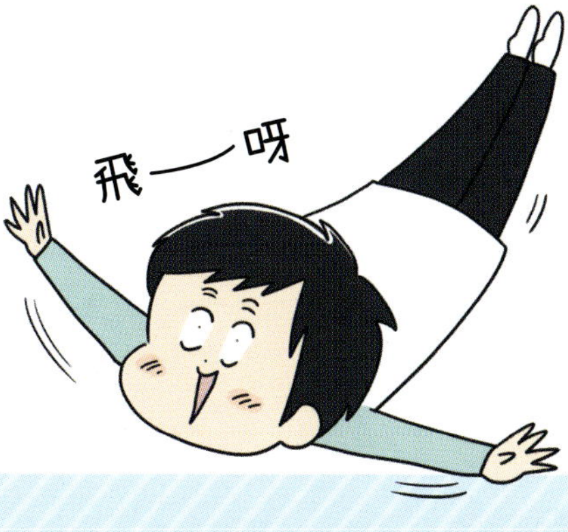

難易度 ★★★

可以充分使用背肌和腹肌

單腳抬舉姿勢

這是從四足跪姿開始，單腳抬起的姿勢。由於要將一開始由雙手雙腳4個支點支撐的重心，改由單手雙腳的3個支點來支撐，如此可以訓練重心的平衡，強化雙手雙腳的肌力。單腳抬舉會用到更多背肌和腹肌的力量，提升運動效果。因爲這個姿勢容易憋氣，請家長在一旁提醒孩子要慢慢呼吸。

臉部如果朝下，背部就會拱起，所以臉部要保持面向前方。如果勉強將腳舉高，背部會變成後彎，所以只要舉在適當的高度即可。

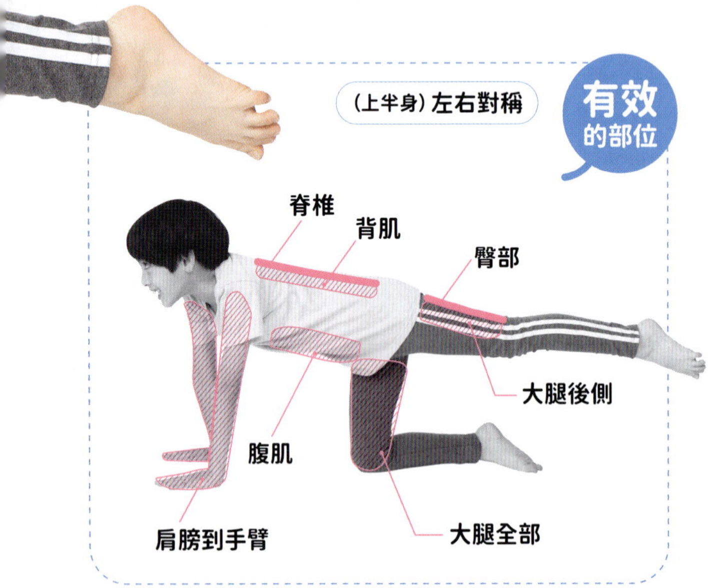

老師的建議在這裡！

換腳各 10秒

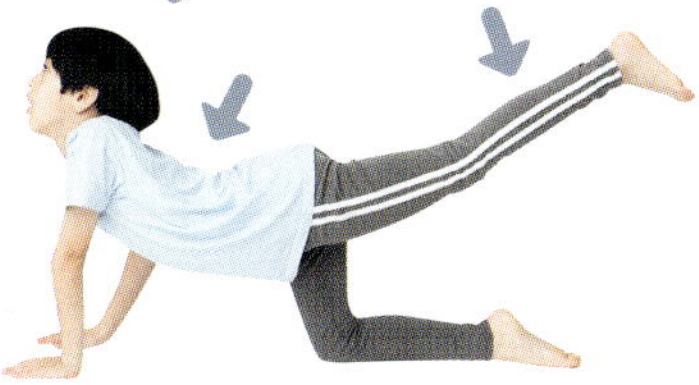

如果用力過猛將腳舉高，可能會造成傾倒或是腰部疼痛，非常危險！而且背部也會後彎，這樣就不對了。

不動！

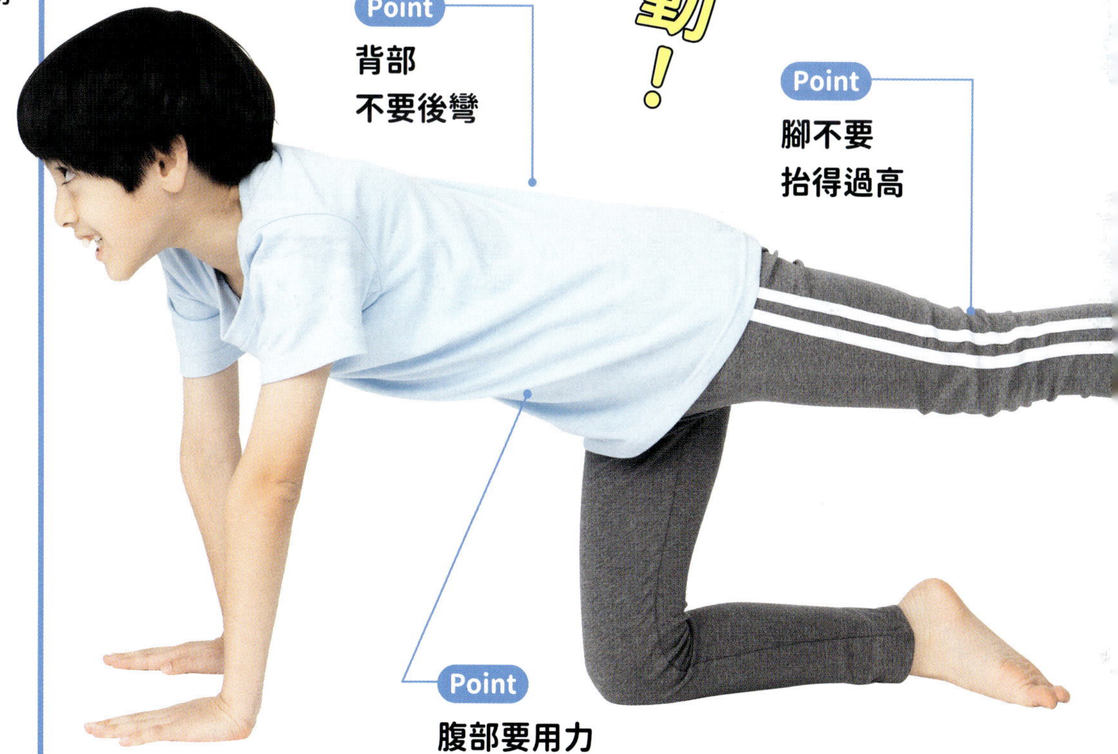
Point
背部
不要後彎
Point
腳不要
抬得過高
Point
腹部要用力

難易度 ★★★

花式溜冰姿勢

可以增強肌力、改善呼吸功能

這是單腳站立，雙手向兩側伸展，彷彿在溜冰般的姿勢。單腳站立可以鍛鍊力學感受器（請參考第44頁），強化腿部整體的肌肉和核心肌群；伸展手臂則可以敞開胸部，提升呼吸功能，其他爲了矯正姿勢，所需要的各種肌肉也能同時一併鍛鍊。

雙手從身側向身後舉高，可以讓胸部更爲敞開，提升改善駝背和呼吸功能的效果。不僅是腰部，背部也要稍微後仰，腳只要抬高到自己不會跌倒的程度即可。隨著持續的練習，腳就能越抬越高了。

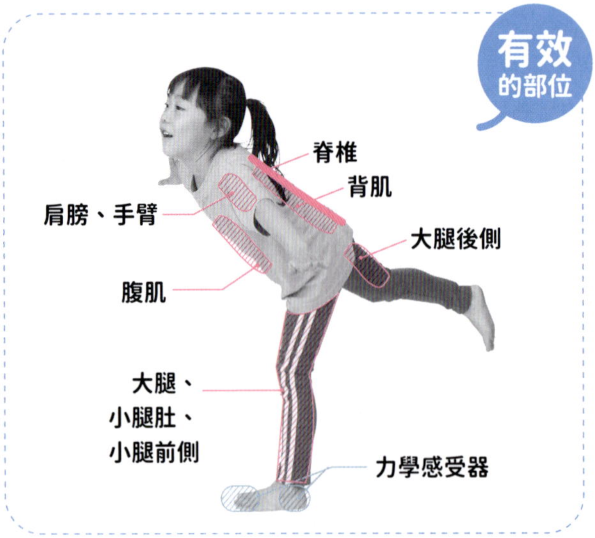

有效的部位
脊椎
背肌
肩膀、手臂
大腿後側
腹肌
大腿、
小腿肚、
小腿前側
力學感受器

老師的建議在這裡！

換腳各
10秒

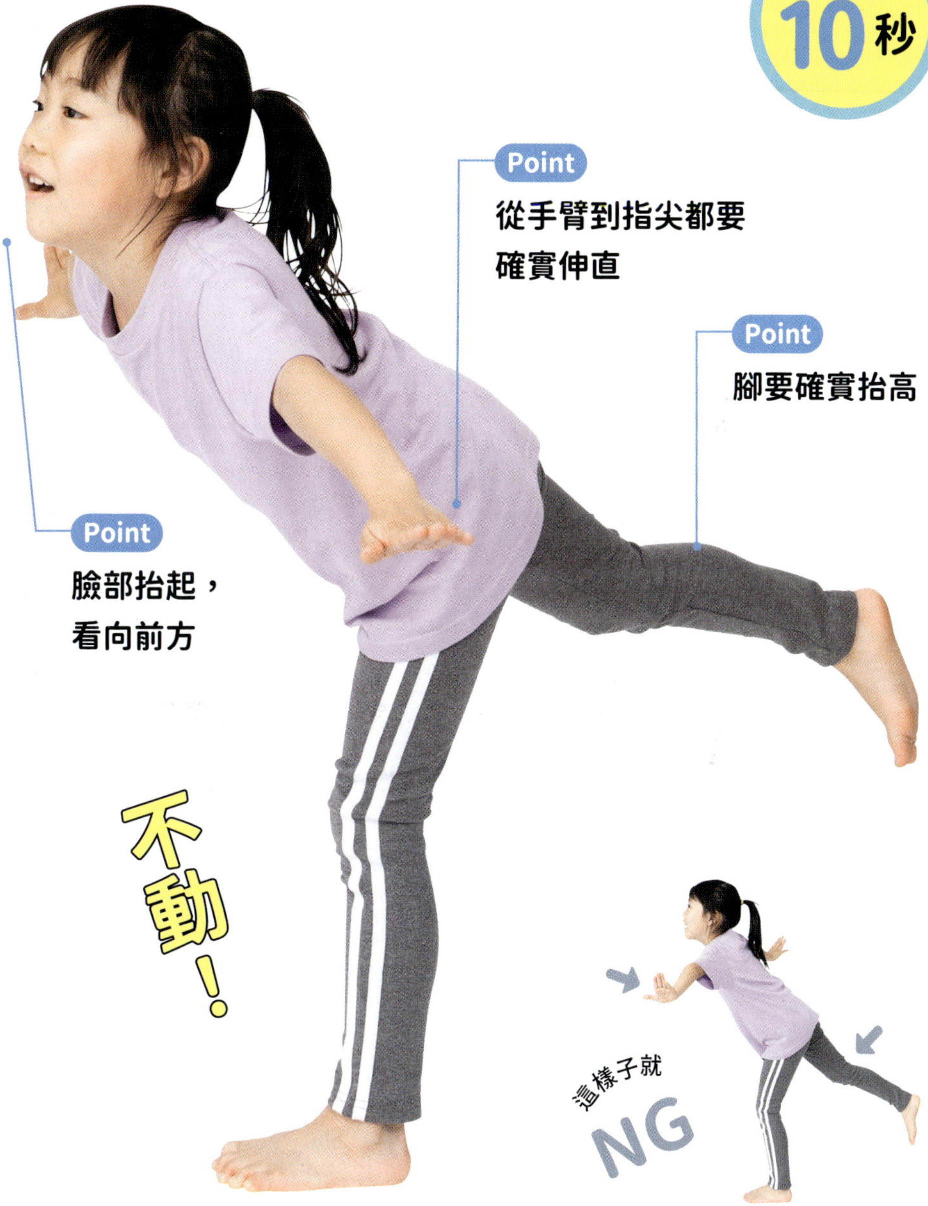

Point
從手臂到指尖都要
確實伸直

Point
腳要確實抬高

Point
臉部抬起，
看向前方

這樣子就
NG

兩腳膝蓋彎曲的姿勢是不對的。上半身若沒有向前傾，就表示沒有用到腹肌和背肌，也是不正確的姿勢。

難易度 ★★★

可以鍛鍊力學感受器和腹肌

沉思者姿勢

這是以站姿擺出羅丹的雕塑「沉思者」的姿勢。在練習這個姿勢時，不是將手肘靠向膝蓋，而是要將膝蓋抬高靠近手肘，如此即能伸展背部。單腳站立可以鍛鍊腳底的力學感受器（請參考第44頁），抬起單腳保持不動，則可以鍛鍊核心肌群，尤其是腹肌更明顯。不僅如此，抬起的那隻腳還可以鍛鍊到髖關節周圍的肌肉。

如果孩子抬腳時，感覺要跌倒就不要勉強，可先練習腳的姿勢維持10秒鐘，等能做到後，再加上手的姿勢就可以了。

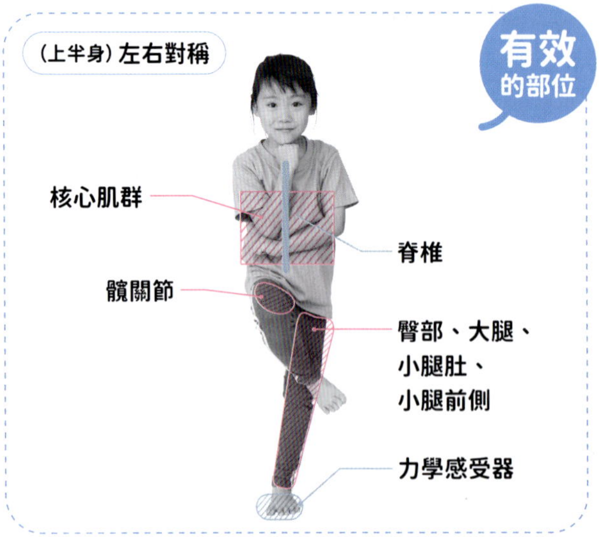

不動！

左右各
10秒

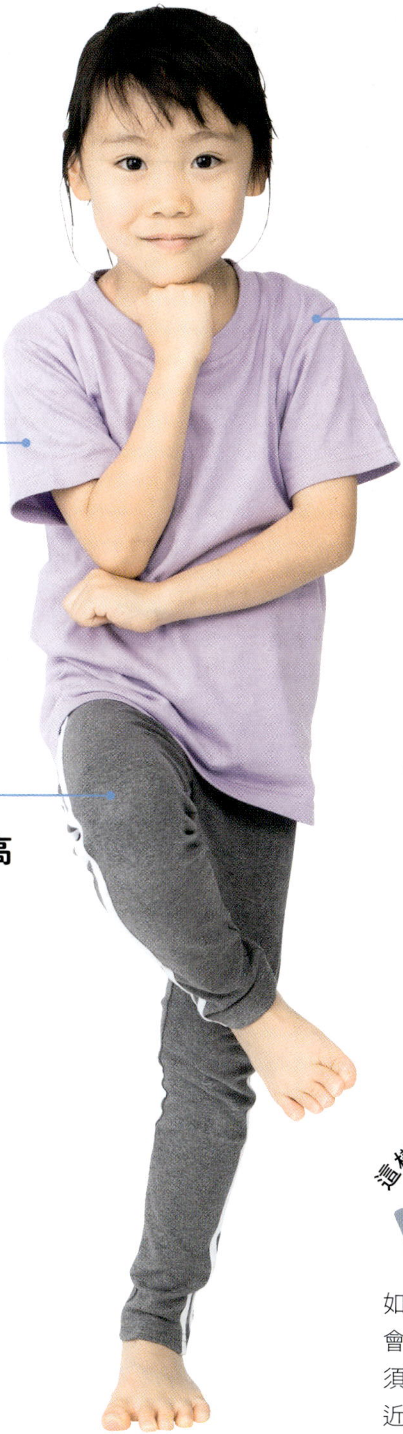

Point
背部要挺直

Point
上半身
不要向前傾

Point
膝蓋要用力抬高

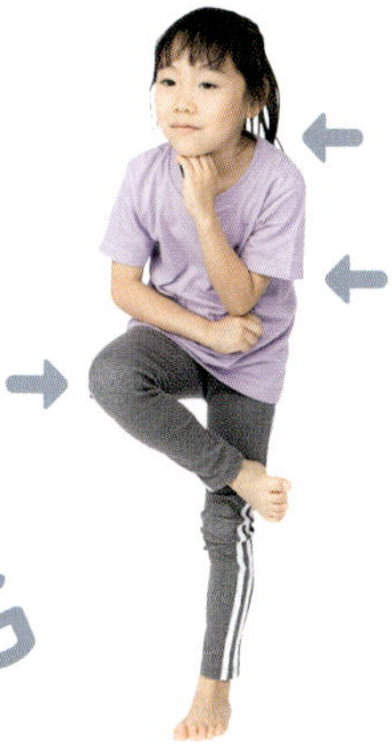

這樣子就
NG

如果是將手肘靠向膝蓋，身體就會前傾，這樣是錯誤的。手肘必須保持在原本位置，膝蓋抬高靠近手肘才是正確的姿勢。

難易度 ★★★

可以充分鍛鍊背肌和腹肌

武士姿勢

這個姿勢就像武士要拔刀出鞘般，看起來非常英勇。或許有許多孩子在遊戲中也曾做過類似的姿勢，但「矯正姿勢練習操」的重點，在於要維持正確姿勢10秒鐘。

後腳的腳跟著地，可以有效拉伸小腿肚和阿基里斯腱；前腳牢牢地踩穩，可以強化整條腿的肌肉。要保持這個姿勢不動，需要充分使用背肌和腹肌，所以做完後，孩子可能會覺得疲勞。臉部朝向前方，就像直視敵人那樣，如此更可以加強背肌的訓練。

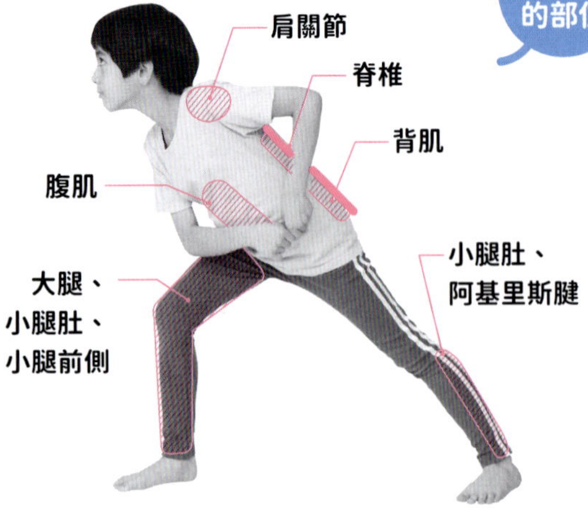

左右各 10秒

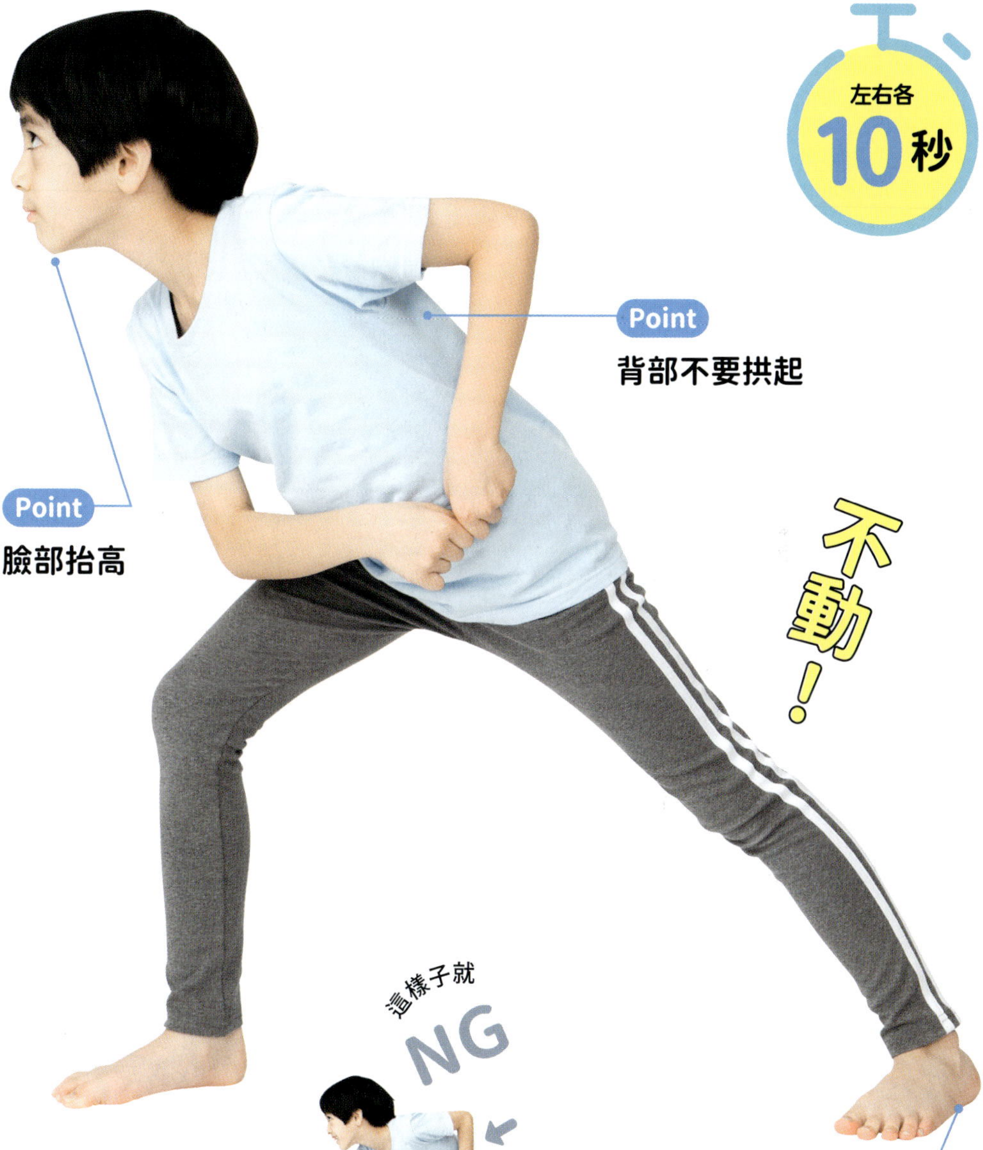

Point
臉部抬高

Point
背部不要拱起

Point
後腳跟要確實踩穩

這樣子就 NG

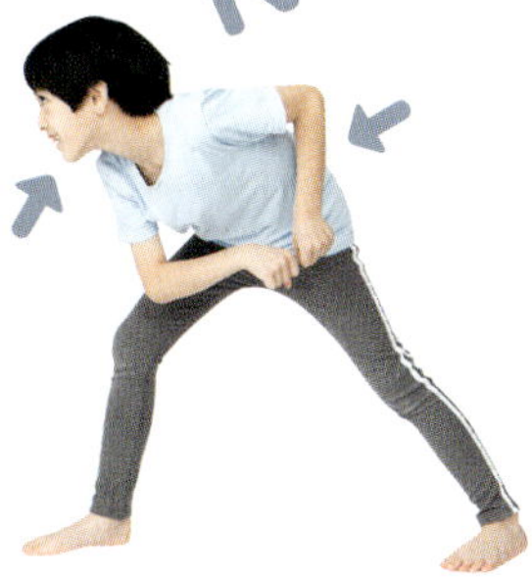

如果一直注意手腳的姿勢，可能會疏忽掉臉部的位置。一旦臉部朝下就容易變成駝背。

難易度 ★★★

可以強化核心肌群

「L」姿勢

這是兩腳一前一後站好，兩手一前一後舉高，背部儘量呈現後仰的姿勢。駝背的孩子不擅長後仰，要注意是不是只有腰部後仰了。後仰過度會有向後倒的危險，所以請在空間足夠的地方練習。如果孩子覺得「這樣好像會向後倒，好可怕」，家長不妨站在他們背後，當感覺要倒下時，立刻伸手扶住。

背部不是要彎曲，而是要像橋式動作般地伸展，這個L姿勢可以有效地鍛鍊踩穩的雙腳，以及核心肌群。

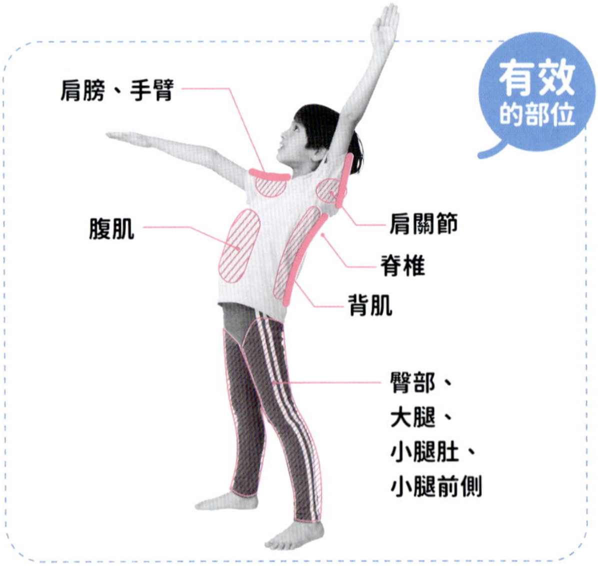

老師的建議在這裡！

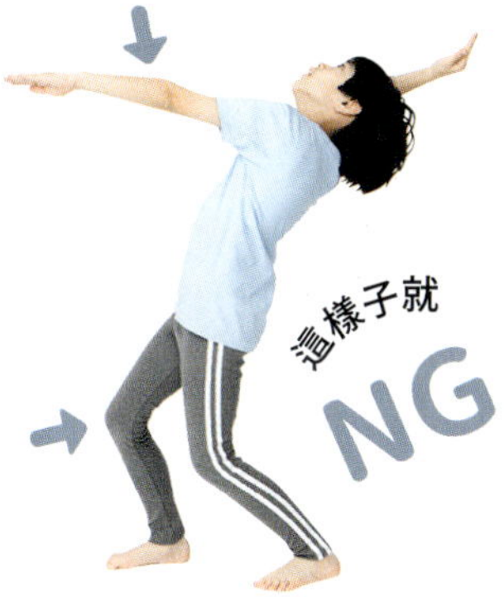

如果一直留意背部，膝蓋就容易彎曲。請在不折腰、不彎曲膝蓋的狀態下，靠著雙手維持平衡來避免跌倒。

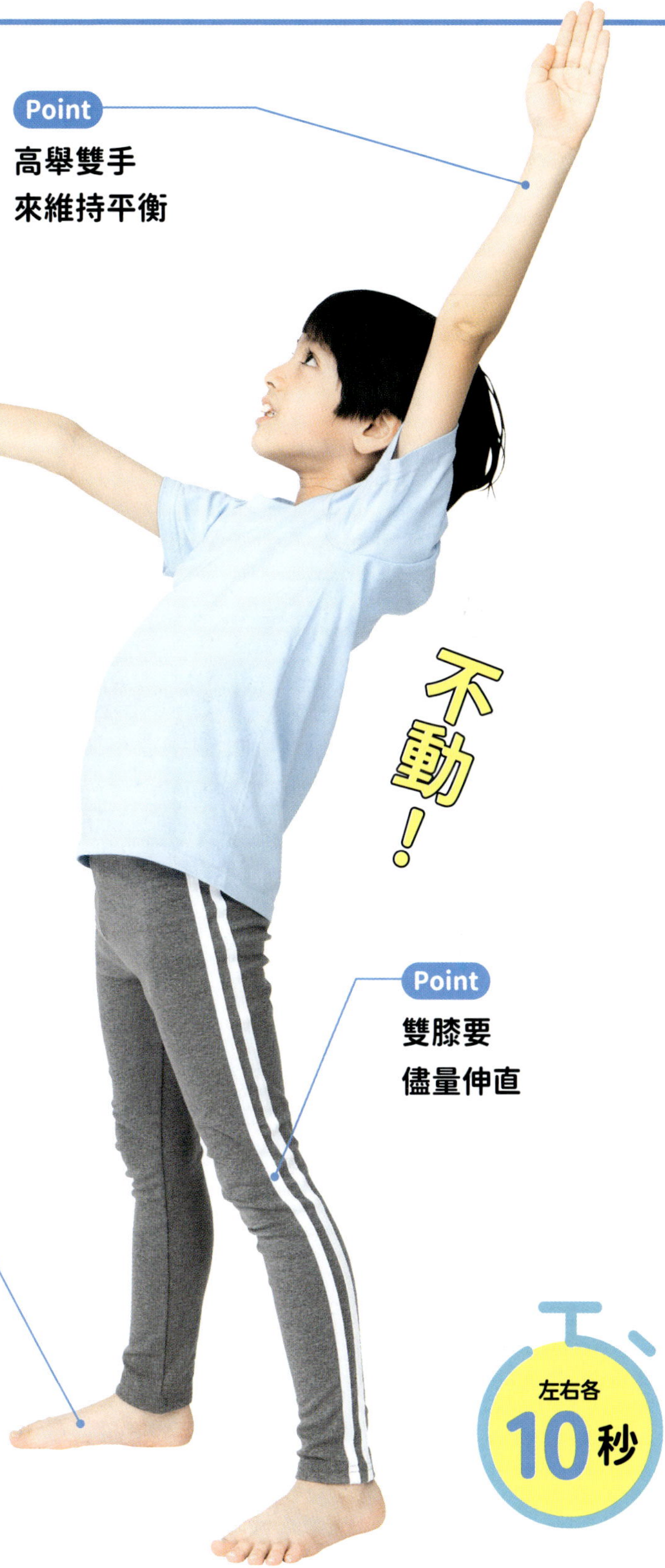
Point
高舉雙手
來維持平衡
不動！
Point
雙膝要
儘量伸直
Point
兩腳一前一後
分開站穩，
避免跌倒
左右各
10秒

左右保持平衡，
就能消除身體的不適！

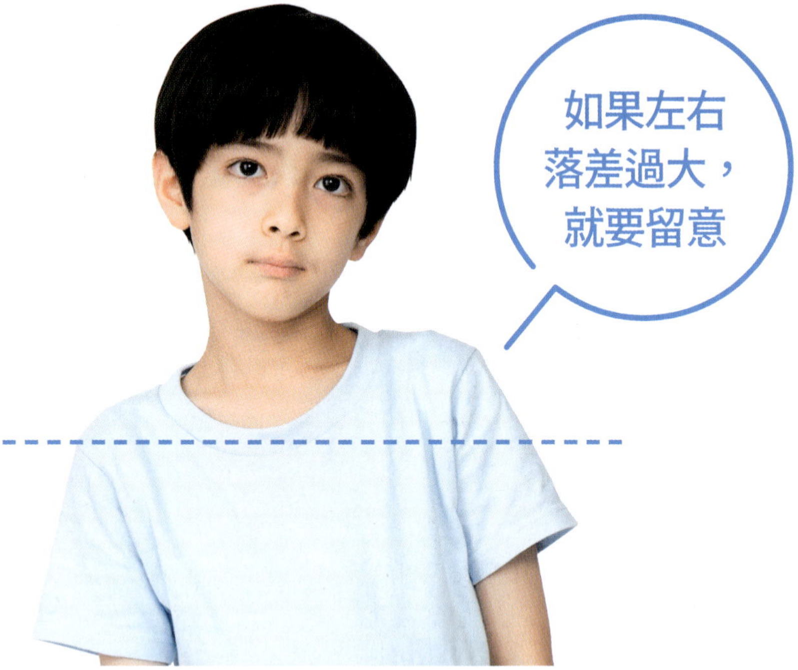
如果左右
落差過大，
就要留意

要儘量避免讓單一側承受過多負荷

「左右保持平衡」可以說是「分散身體承受的重量」。姿勢不對稱，會讓身體的左側或右側持續承受負荷，因此要端正的坐著或站著，都會變得辛苦，進而容易出現「靠著東西」或「托腮」等舉動。如果情形嚴重，也有可能導致身體不適，像是一直承受負荷的那一側，會變得難以活動，或是某處肌肉會感覺疼痛等等。

如果感覺「左右不對稱」時，請儘量試著讓身體的兩側得到均衡地使用。比如說，以非慣用手來拿筷子，或是以非慣用腳來踢球等。家長不妨與孩子一起練習均衡使用身體兩側，在歡笑中把左右的平衡調整回來吧！

檢查身體左右是否對稱的方法

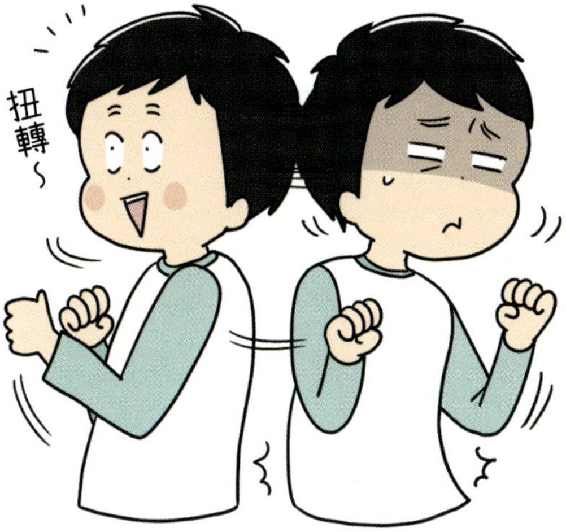

兩手向前伸直，看看是否一樣長？

兩手向前伸直，在身體正前方碰觸指尖，看看兩手指尖碰觸的位置是否相同。如果有一邊較長，就可能是左右不對稱。

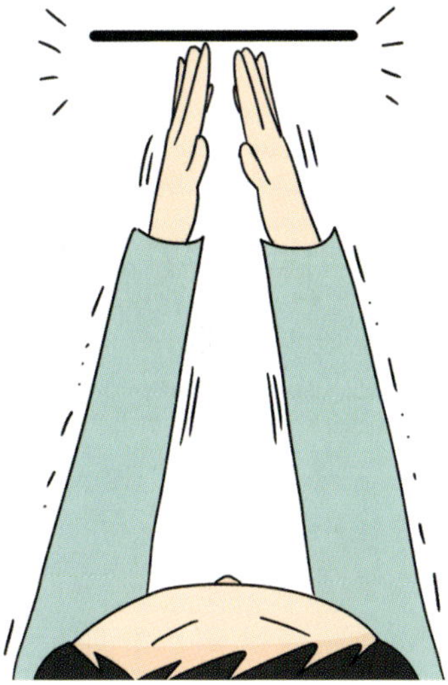

當身體側彎或扭轉時，左右是否有差異？

請將身體朝左右側彎、扭轉看看。如果左右側彎的程度或扭轉的角度相同，就可以判定身體左右大致上是對稱的。

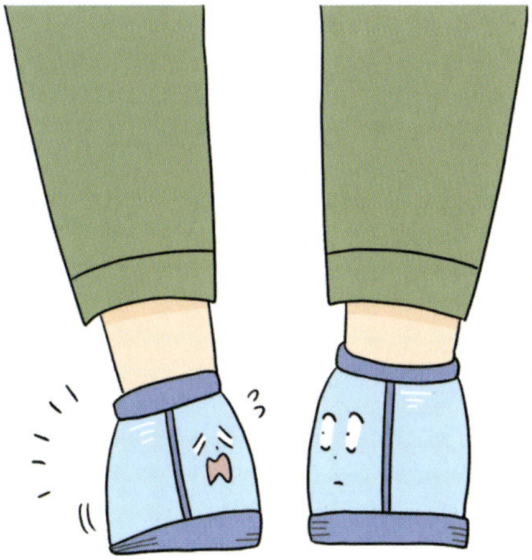

左右腳鞋底磨損的程度是否有差異？

檢查一下常穿的鞋子鞋底，看看左右兩邊磨損的程度是否有差異。如果左腳鞋底磨損得更多，那就表示體重沒有均等地分配在左右腳上。

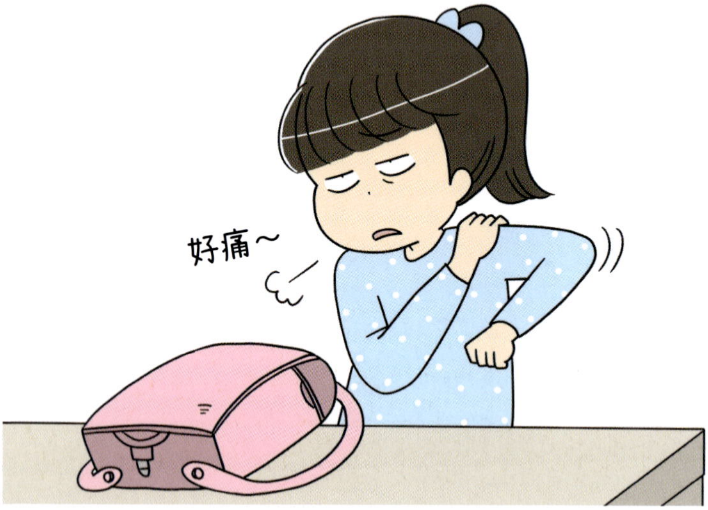
好痛～

PART 3

姿勢不良爲什麼不好？

端正的姿勢才是好的，

這一點大家都知道。

姿勢不良究竟會對身體有何影響呢？

接著我們就來好好瞭解爲什麼要幫孩子矯正姿勢吧！

姿勢不良不僅是沒有規矩，也會導致身體不適！

姿勢不良會帶給他人「沒有規矩」、「邋遢懶散」、「無精打采」等等的負面印象，但問題不是只有觀感不佳而已。

姿勢不良也會導致容易受傷、肌肉緊繃或疼痛、容易生病等情況，會對健康造成不好的影響。

造成的影響

容易受傷

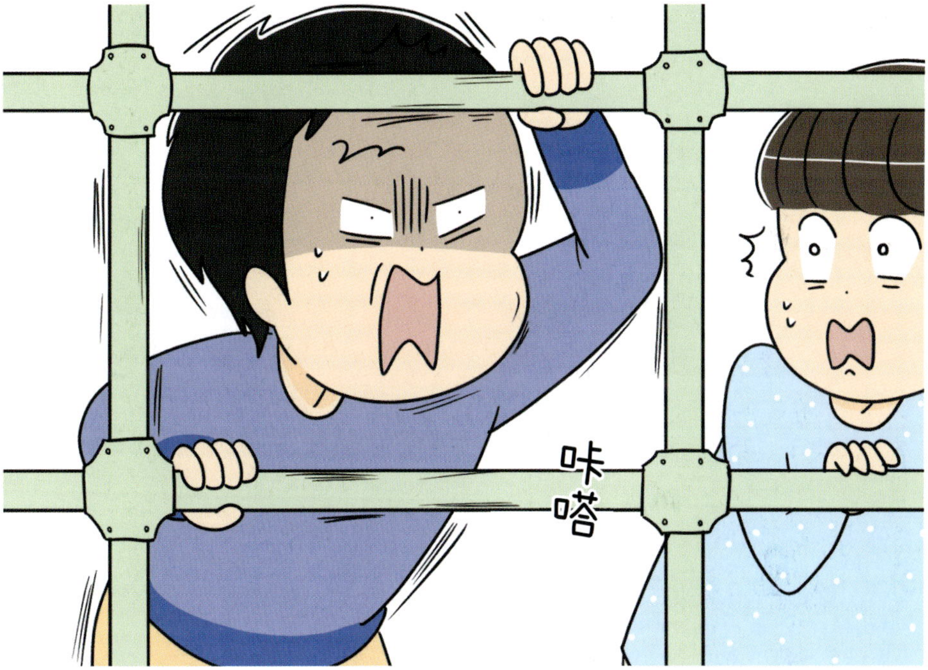

以下幾個動作如果能順暢進行，就代表姿勢端正。例如：以端正的姿勢坐在椅子上時，通常可以輕鬆站起來；如果坐的時候，臀部歪斜或坐姿不良的話，除非將臀部回復到容易站立的位置，否則是站不起來的。

如果動作不夠靈活，快要跌倒的時候就無法重新平衡站好，也無法閃避飛過來的球或是障礙物，導致受傷的風險增加。我想現在的孩子之所以容易受傷，姿勢不良也是原因之一。

造成的影響

肌肉負擔加重，導致**肩頸痠痛**和**腰痛**

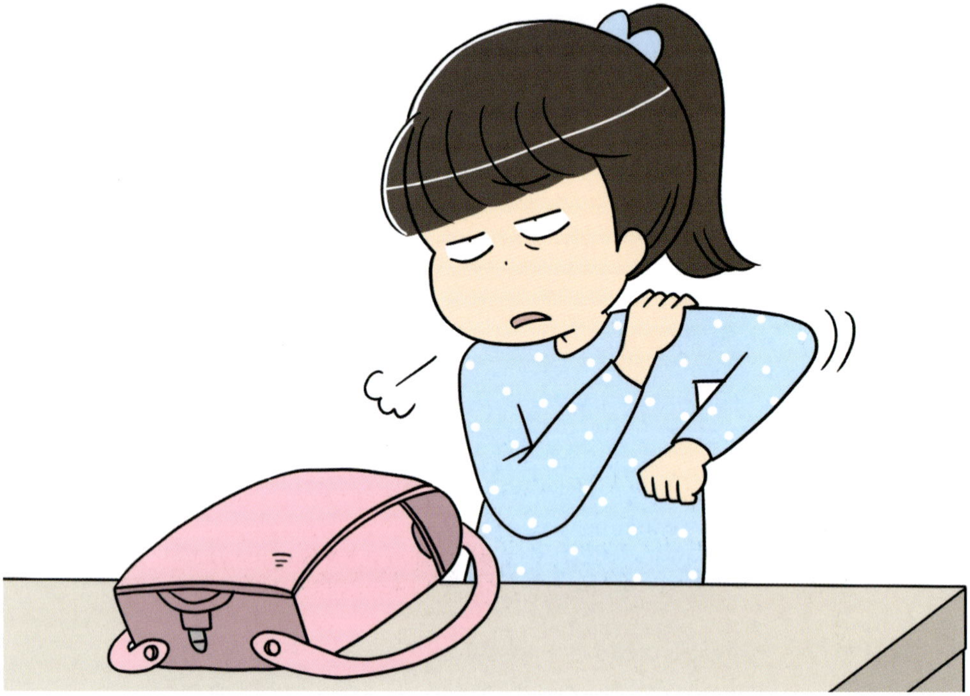

爲了支撐人類沉重的頭部，緩和對頭部的衝擊，我們的脊椎呈現平緩的S型曲線。然而，一旦不良姿勢變成了習慣，脊椎就會像頸椎過直那樣變成直線，或是像駝背那樣導致脊椎彎曲，引起腰痛等問題。

此外，低頭姿勢會讓頸部和肩膀的負擔加劇。若因姿勢不良，導致頸部後方及肩膀肌肉持續承受壓力，就會引發肩頸痠痛。

造成的影響

容易生病

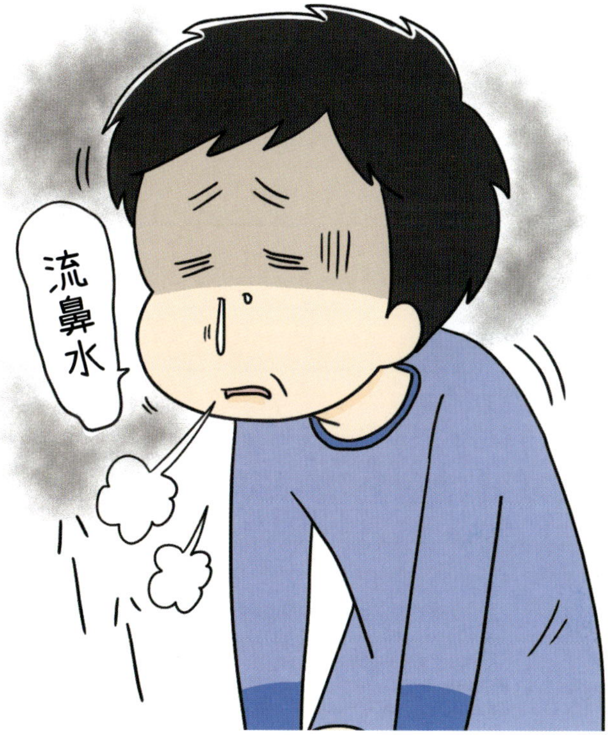

姿勢不良若是養成習慣，身體容易歪斜變形。一旦身體歪斜，某些部位的負擔就會加重，進而導致血液循環不良，使得身體容易生病或感到疲勞。

此外，駝背的孩子容易有用嘴巴呼吸的傾向。如果是用鼻子呼吸，外來的灰塵等物質，還可以被鼻毛等器官進行一部分攔截；但如果是用嘴巴呼吸，病毒和細菌就會直接進入口腔，附著在喉嚨或氣管等部位，所以也會更容易罹患感冒等等的傳染病。

造成「姿勢不良」的原因，就在家中！

讓姿勢不良變成習慣的陷阱潛伏在各角落。
請檢視一下日常生活和環境，看看是否符合這些情況？！

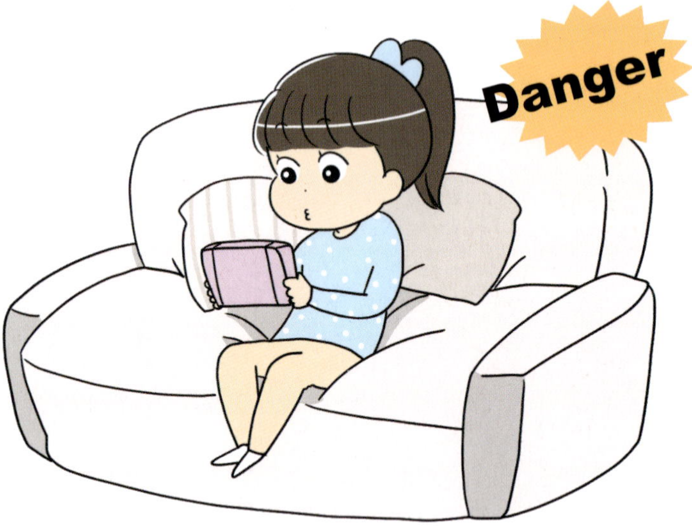

坐在沙發上看書或看電視

挑選沙發時要注意！尤其是會讓臀部陷進去的軟沙發，容易讓骨盆後傾，導致駝背。

電視不在沙發（或椅子）的正前方

沙發是否放在需要讓身體左右扭轉才能看到電視的地方？這樣會使脊椎習慣性地偏向一側。

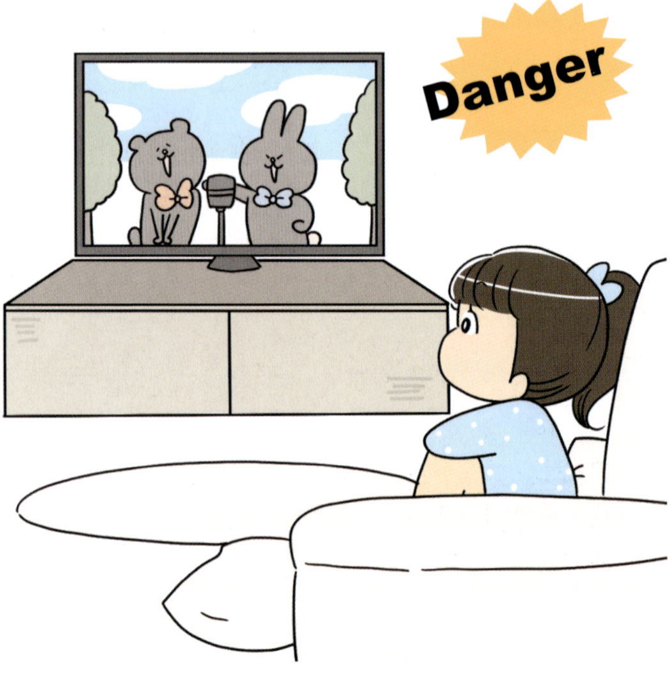

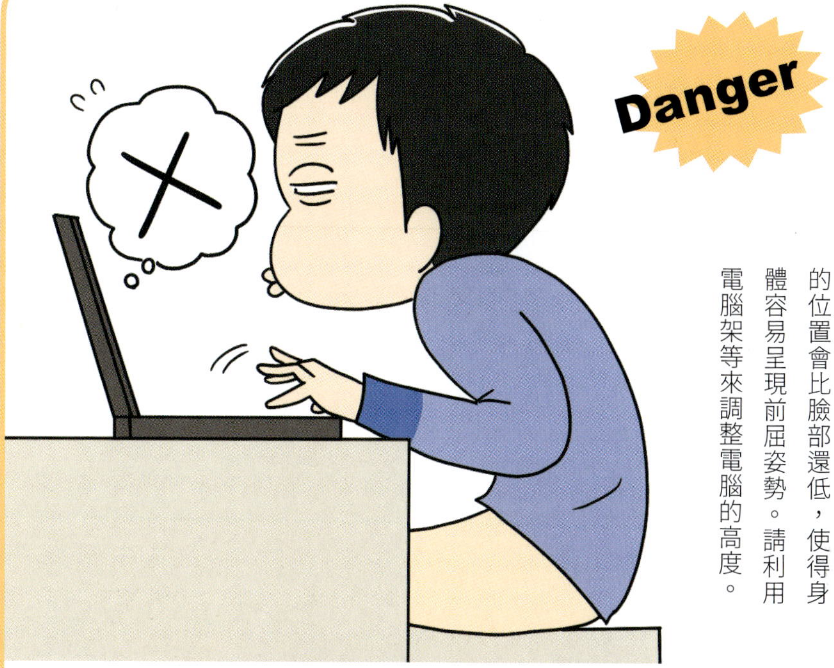

經常使用筆記型電腦

筆記型電腦放在桌上時，螢幕的位置會比臉部還低，使得身體容易呈現前屈姿勢。請利用電腦架等來調整電腦的高度。

順帶一提

如果是桌上型電腦，螢幕位於視線朝下的位置是最好的

看螢幕時，視線略略朝下的高度最剛好。如果螢幕過高，就會呈現下巴抬起的不良姿勢。

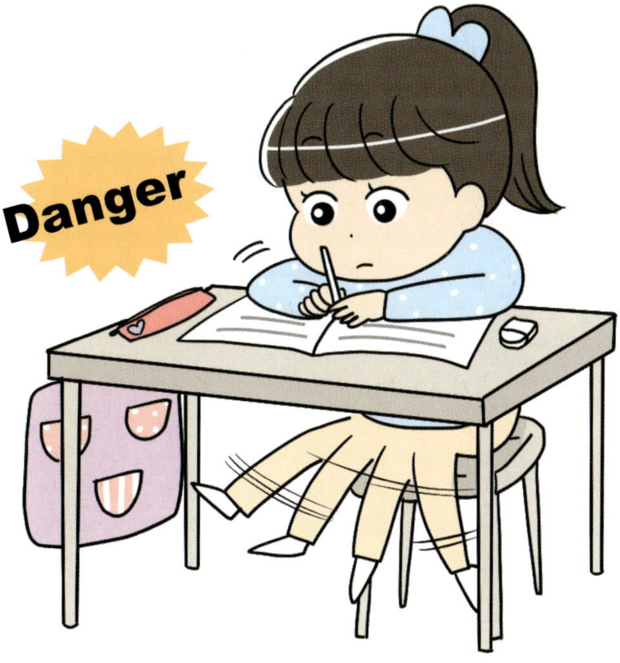

書桌和椅子的高度不合

椅子過低時，膝蓋抬高，骨盆就無法保持在正確的位置上；反之，椅子過高時，會讓腳碰不到地面，姿勢就無法保持穩定。

Q

爲什麼要趁孩童時期
「矯正不良姿勢」？

A

越早記住
良好姿勢的模樣，
就越能
持續保持端正姿勢。

嬰兒時期每個人的身體都很柔軟，幾乎沒有什麼姿勢好壞之分。姿勢逐漸變差，則是從雙腳站立、身體頂著沉重的頭部之後才開始的。

於是，當維持不良姿勢的時間久了，腦袋和身體就會認定「不良姿勢是理所當然的」，這時候要回復端正的姿勢，就需花費一番時間和精力。相反的，如果在幼兒時期讓身體和大腦記住良好的姿勢，就會讓「端正的姿勢變得理所當然」。

此外，隨著年紀增長，肌肉的柔軟度也會逐漸變差，要矯正不良姿勢也會變得越來越困難。因此，當查覺「姿勢好像不太好」的時候，請立即糾正過來。所謂「打鐵趁熱」，最重要的是趁孩子年紀還小的時候，將矯正姿勢養成習慣，讓身體和大腦牢牢記住。

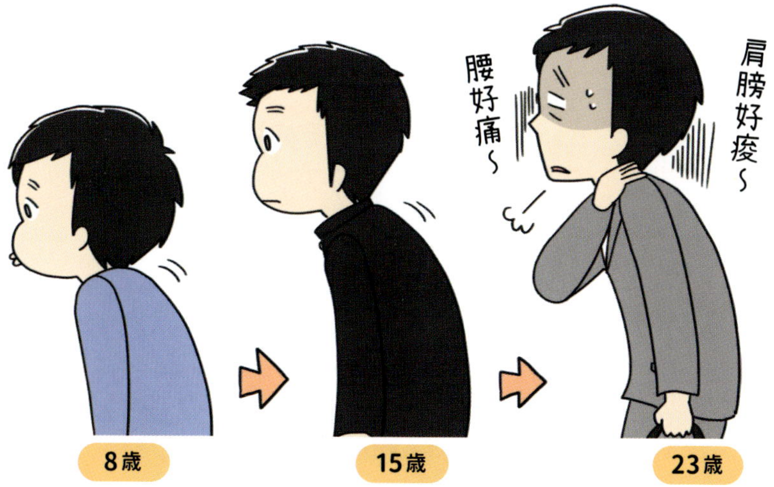
肩膀好痠～
腰好痛～
8歲
15歲
23歲

Q

核心肌群肌力不足，請詳細說明會有哪些缺點？

A

常常無理由跌倒、跌倒時沒伸手扶住而受傷的孩子越來越多了。

我在演講等場合和托兒所或幼兒園的老師們聊天時，有越來越多人向我諮詢關於「孩子在空無一物的地方跌倒」、「動不動就癱在地上」等煩惱。根據《關於孩童「身體異常」的保育及教育現場的眞實感受》（日本體育大學紀要二〇一六年）中記載的調查結果顯示，「很快就覺得累」、「經常踉蹌跌倒」、「跌倒時沒有伸手扶」這幾項在回答「近來有所增加」的實際感受裡，已經進入了最糟糕的前10名中。

這些全部都和保持良好姿勢不可或缺的「力學感受器」（請參考第44頁）作用不良，以及核心肌群肌力不足有關。力學感受器不發達就容易摔跤絆倒，核心肌群肌力不足就無法靈活控制身體，結果同樣容易跌倒。不僅如此，由於核心肌群的肌耐力不足就容易疲倦，所以孩子動不動就會癱著休息。

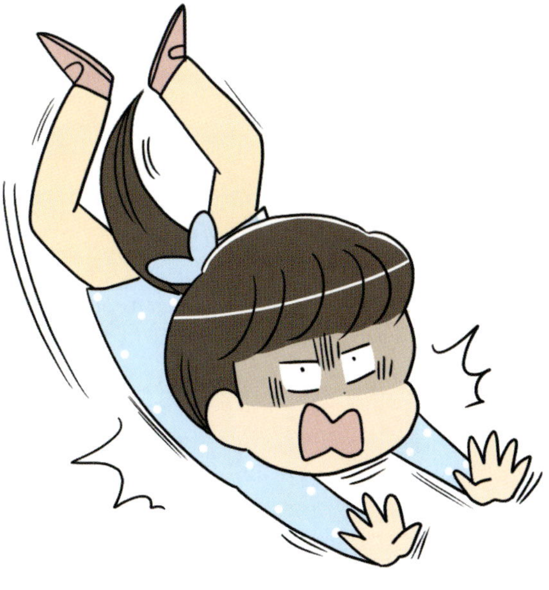

Q

孩子不願意做「矯正姿勢練習操」，怎麼辦？

A

請讓孩子進一步瞭解，這是爲了要避免他把造成姿勢不良的動作養成習慣。

「矯正姿勢練習操」可以有效地矯正不良姿勢，讓身體養成端正的良好姿勢。然而，孩子若已習慣了不良姿勢，一開始可能連難度只有一顆★的動作都做不太到，進而產生「不想練習」、「做不到」的抗拒心理。

面對不想練習的孩子，家長也不能固執己見地強迫他進行。首先，請從讓他瞭解姿勢不良造成的不好影響開始吧！然後，透過類似親子遊戲的方式來比賽「誰能維持這個姿勢更久？」多方挑戰不同的姿勢看看。

與此同時，在日常生活中每當發覺孩子「姿勢不良」就要提醒他，像是駝背時不妨摸一下他的背部，並加以糾正他「你駝背囉！」努力減少孩子姿勢不良的時間。

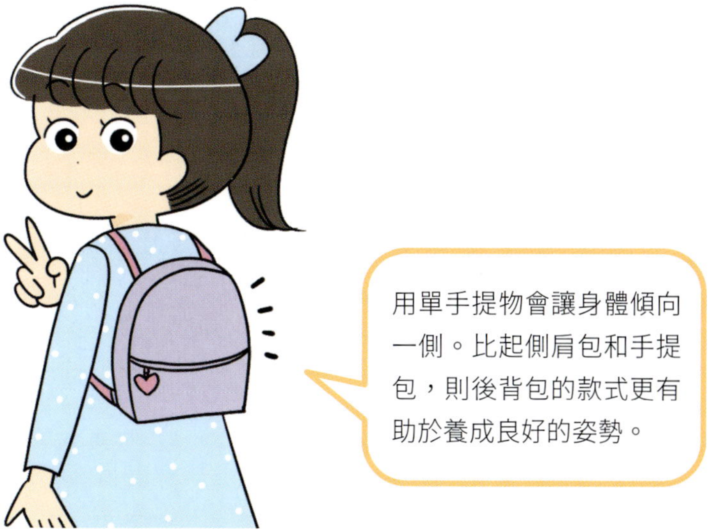
用單手提物會讓身體傾向一側。比起側肩包和手提包，則後背包的款式更有助於養成良好的姿勢。

Q

說了好多次「姿勢不對！」
爲何孩子依然沒聽懂？

A

不要用說的，而是
讓孩子用看的來瞭解。
讓他看照片會更有效果。

對姿勢不良的孩子來說，這些不正確的姿勢已經習以爲常了。所以就算跟他說「姿勢不對」、「姿勢要端正」，他也會一臉問號。當孩子不知道何謂正確的姿勢，連自己的姿勢哪裡不對、怎樣不對都不清楚時，最快的方式就是讓他用看的來理解。

首先，在孩子讀書或是看電視的時候，用手機從正面和側面拍下孩子平常的姿勢給他看，問孩子：「你覺得這個姿勢哪裡不對？」、「爲什麼會有這樣的姿勢？」、「你覺得要怎麼做姿勢才會端正？」像這樣引導孩子自己思考答案。然後讓他依自己給出的答案調整姿勢，如果姿勢端正就要讚美他「答對了！」如果做得不對，家長可以示範正確的姿勢讓孩子學習。

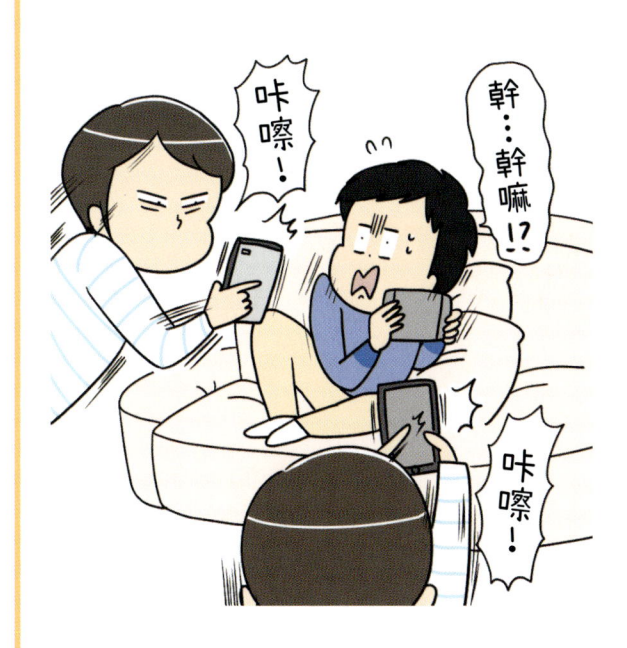

Q

想矯正姿勢，有什麼推薦的運動嗎？

A

我推薦可以均衡使用身體左右兩側的運動。游泳可以同時提升肌力和柔軟度，是最佳的運動選擇。

想幫孩子保持良好的姿勢並養成習慣，讓他們從事游泳、彈跳床、器械體操、短跑、合氣道或空手道等，可以同時使用身體左右兩側，都是不錯的運動選擇。尤其游泳可以有效地提升肌力和柔軟度，非常值得推薦。

棒球、足球、網球或是羽毛球等，主要是使用慣用手或慣用腳的運動，對於培養端正的姿勢十分重要的左右對稱來說，效果可能就不大。不過，也不是說非對稱性的運動就不能做或是最好別做。非對稱性運動也會爲身心帶來許多正面的效果，像是強化肌力、鍛鍊耐力和意志力等。

只不過，如果從端正姿勢的角度來提供建議的話，當從事完非對稱性運動之後，最好能再做一些對稱性的運動或是遊戲，讓身體重新回復左右平衡的狀態。

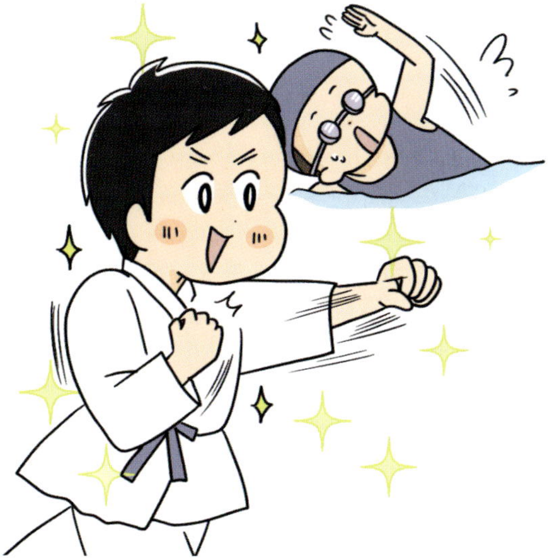

Q

家長可能也不清楚什麼是端正姿勢？

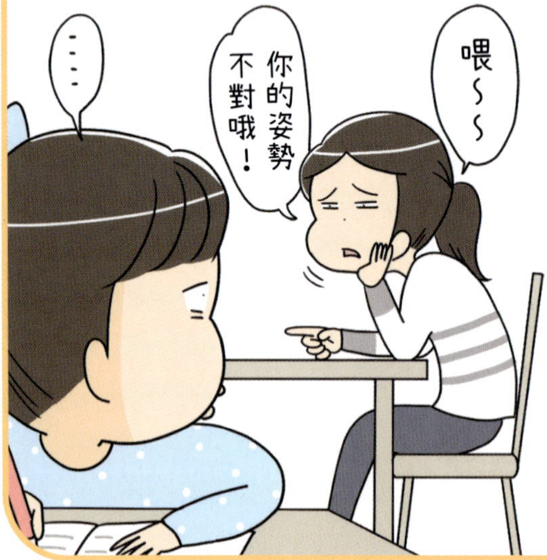

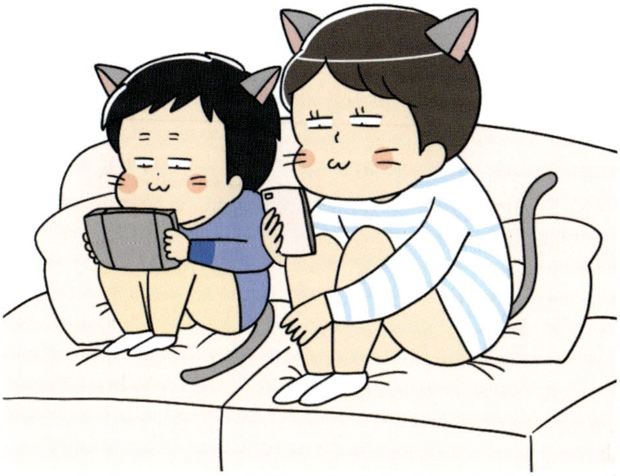

一講到「姿勢要端正」就想到擴胸挺腰。這種錯誤的姿勢不只出現在孩子身上，許多大人自己也搞不清楚何謂正確的姿勢。下一頁列出的都是姿勢不良且大人容易會有的動作。如果有一項符合就要有「爲人父母的自己姿勢也不正確」的自覺，請務必和孩子一起做「矯正姿勢練習操」。

有時候，「孩子的姿勢不正確，是因爲不知不覺中受了父母的影響」。孩子會模仿父母和身邊的大人，學習他們的行爲舉止。這些都是在潛移默化中進行的，他們不會篩選「媽媽的姿勢不對，這個不要學」等等，不論好的壞的都照單全收，這就是孩子。

家長常見的姿勢不良動作

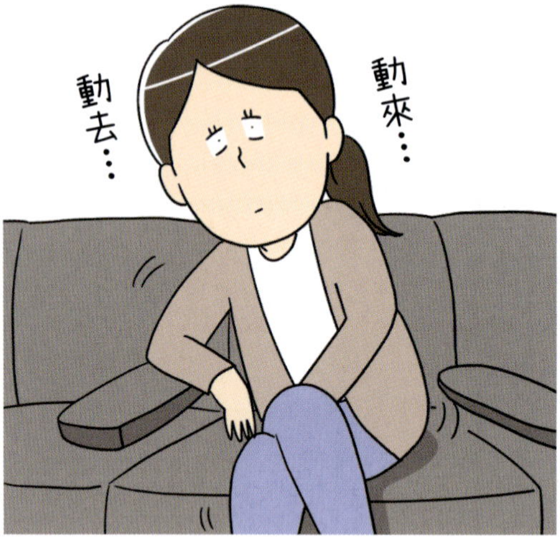

反覆地調整坐姿

良好姿勢需要核心肌群的力量。如果肌力不足或缺乏耐力，就無法持續端坐。因此會一直反覆地調整坐姿或交叉雙腿。

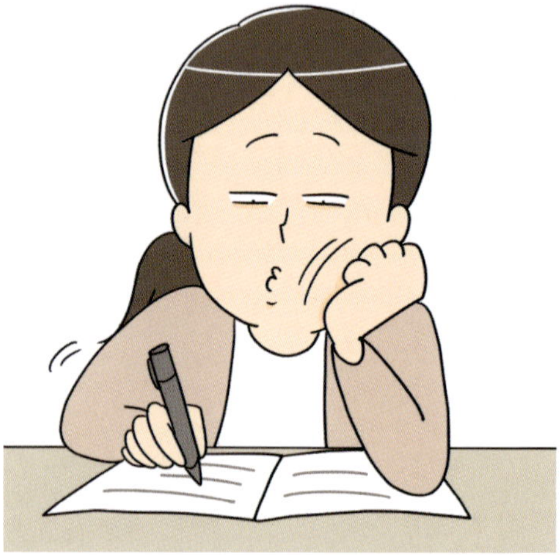

用手托腮

托腮是爲了用手支撐傾斜的身體或頭部的重量。一旦用手托腮，肩膀就會內縮，也會變成駝背。

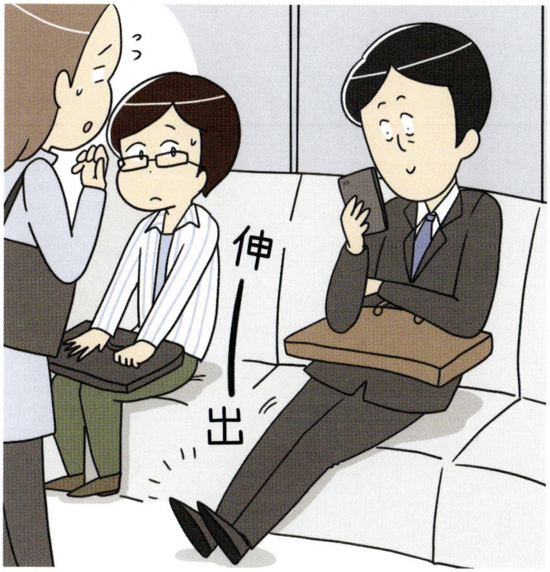

坐得太淺，把腳伸到走道上

坐得淺是因為骨盆後傾的關係。有些人會坐在椅面的前端，身體前彎；也有些人會靠在椅背上，把腳伸出去。

孩子模仿大人，是因為大腦裡有一種稱為鏡像神經元的「模仿細胞」。例如：看孩子在玩扮家家酒時，會發現動作和父母相似；講電話時的用語也和父母一樣等等，這種經驗應該每個人都有過吧？這就是鏡像神經元「看著就能模仿」的作用。

因此，如果家長本身姿勢不良，即使不斷地提醒孩子「姿勢要端正」，效果可能也很有限。如果想要讓孩子姿勢端正，最重要的是家長自己要先知道「如何保持良好的姿勢」並樹立榜樣。這不僅限於姿勢，如果不希望孩子模仿不好的舉動，家長也要留意自己除了姿勢以外的言行舉止才行。

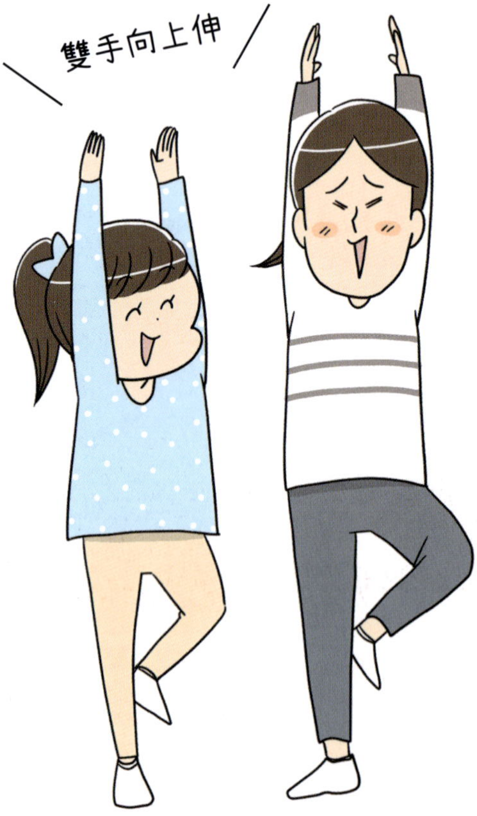
雙手向上伸

PART 4

來挑戰吧！一個月「矯正姿勢練習操」

請三位小學生嘗試「矯正姿勢練習操」，
隨著姿勢越做越熟練，他們的背部挺直了，
平時的姿勢也變得更端正了，
全部的人都在一個月內感受到非常好的成效。

11歲

心小弟弟
30天體驗記

興致勃勃地參與挑戰，一星期就感覺到效果！

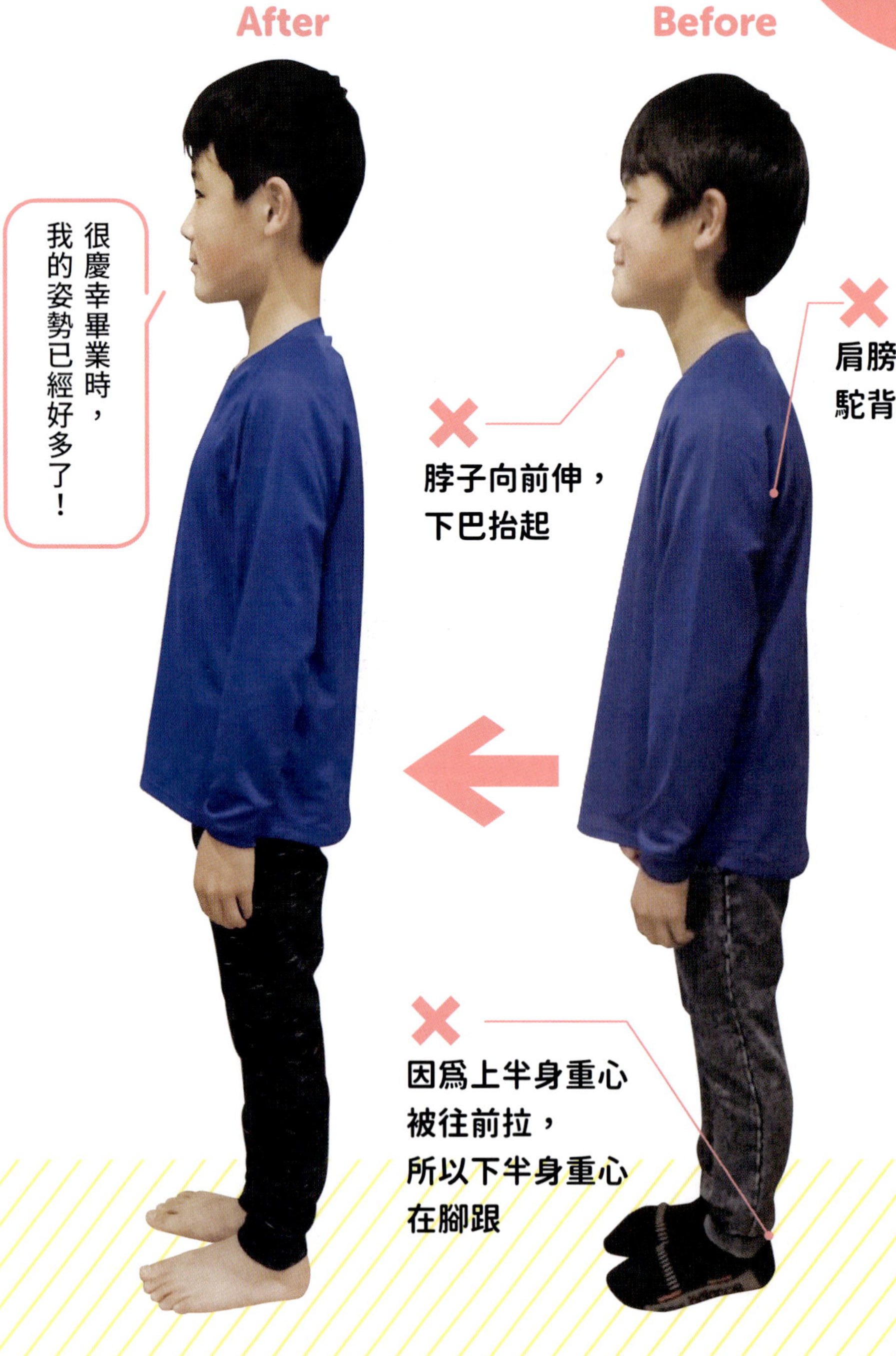
After
Before
很慶幸畢業時，我的姿勢已經好多了！
肩膀內縮，駝背
脖子向前伸，下巴抬起
因爲上半身重心被往前拉，所以下半身重心在腳跟

開始挑戰前

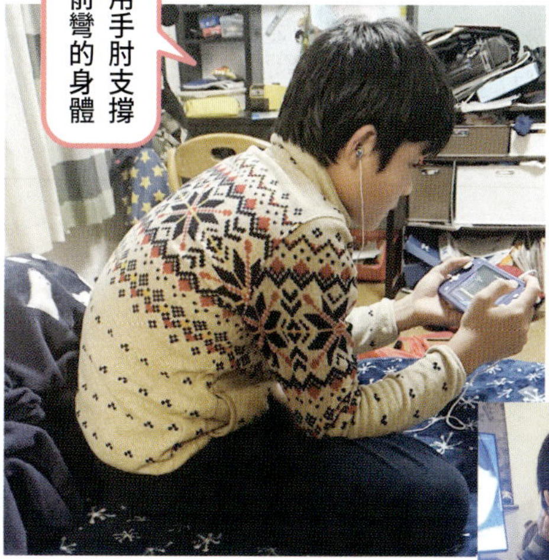
用手肘支撐
前彎的身體

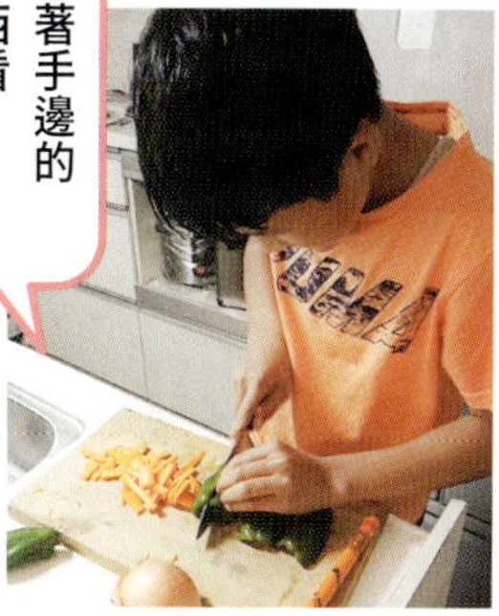
盯著手邊的
東西看，
背駝得很厲害

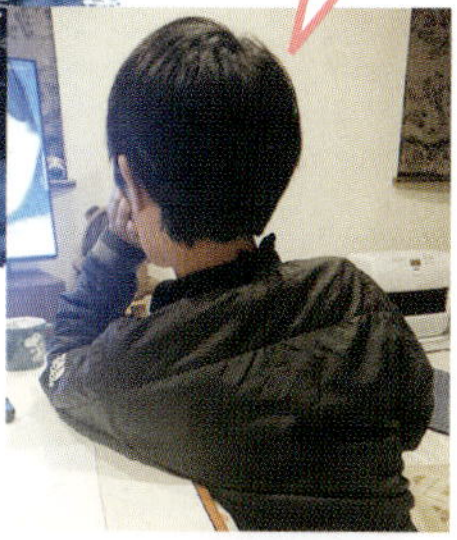

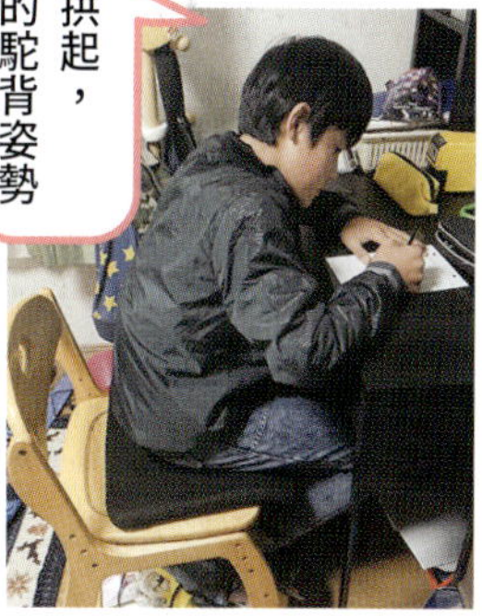
背部拱起，
典型的駝背姿勢

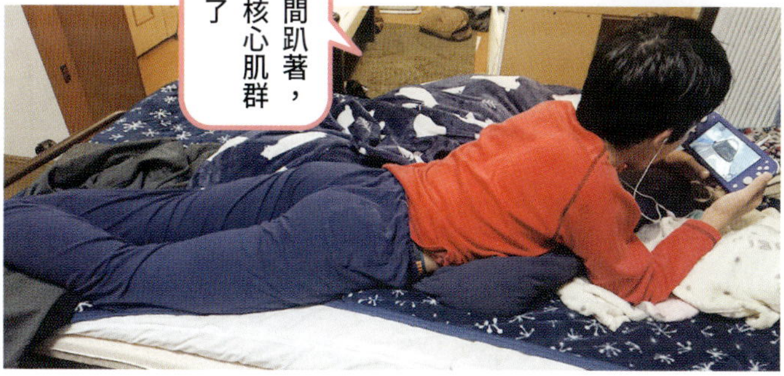

爸媽的話

疫情期間在家的時間變多了，開始注意到孩子的姿勢！

我開始發覺「孩子的姿勢好像變差了。」是在他小學高年級的時候。也許是因爲疫情，讓我們親子待在家裡的時間變多了，所以才開始注意到吧！

我會提醒他「姿勢不好喔！」讓他當下改正過來，但要從根本矯正應該是不可能，所以我已經不抱持希望了。而且，雖然姿勢端正會更好，但因爲他有在打籃球或踢足球等運動，所以我想問題應該不大。

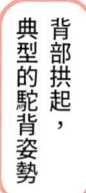

實際挑戰！
矯正姿勢練習操

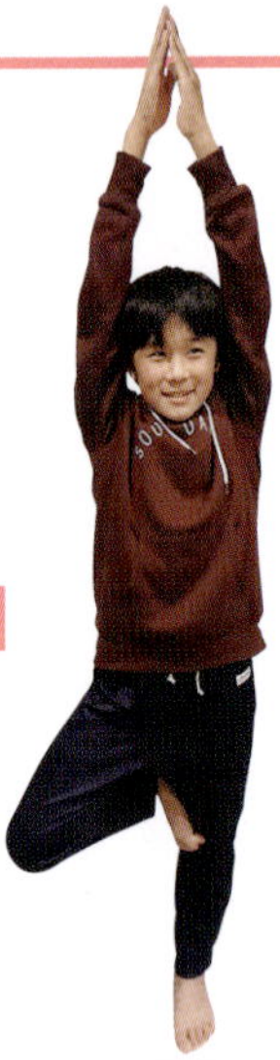
B

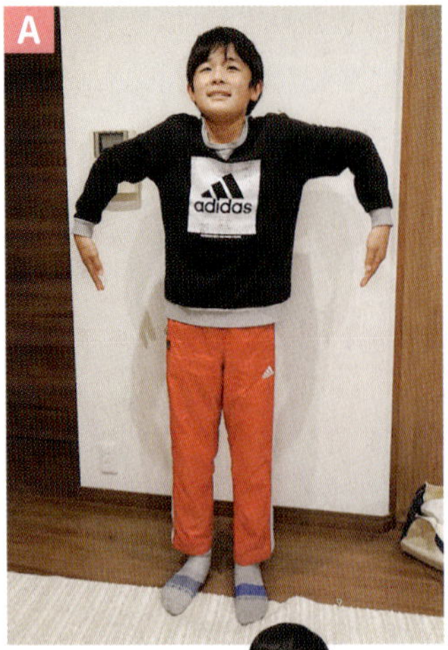

A

一開始～第10天

A 第一天姿勢一團糟。B 在練習時，雖然會吵嚷著「肩膀痛」、「手臂痛」、「腳好抖」，不過好像還滿有興趣的。問他感覺如何，他說「很累，但很好玩～」。C 雖然在過程中手肘往下掉，但他自己也會留意「既然都要做，就要做得正確」。D 感覺已經漸漸習慣了每天的練習，睡前他也會主動提醒「差不多應該來練習了吧？」

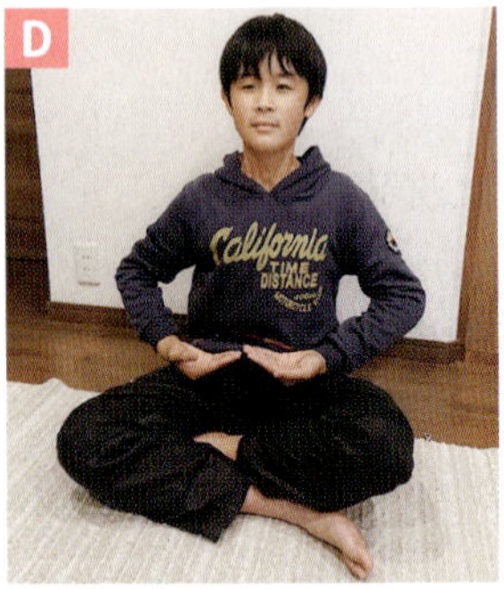

D

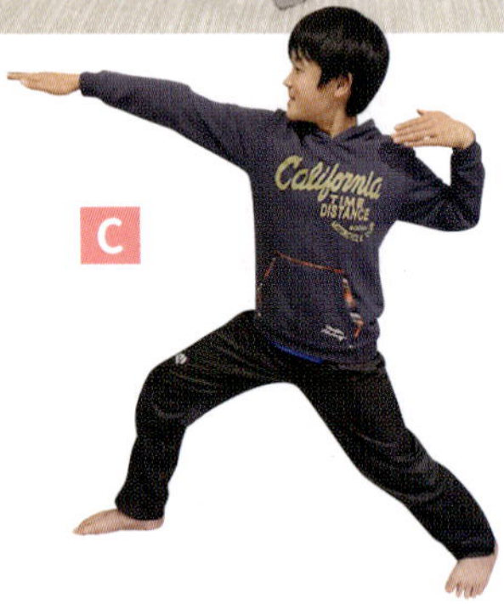

C

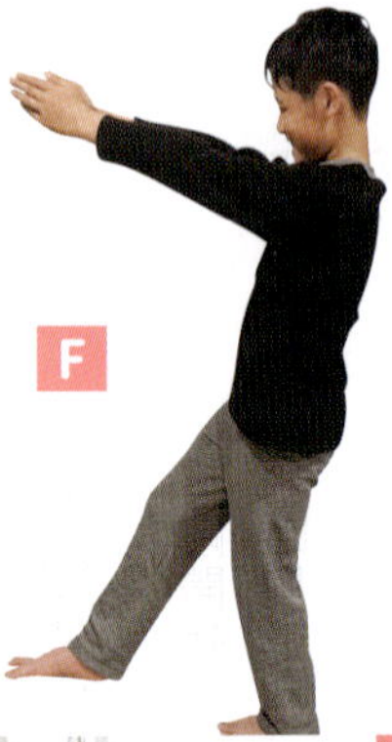
F

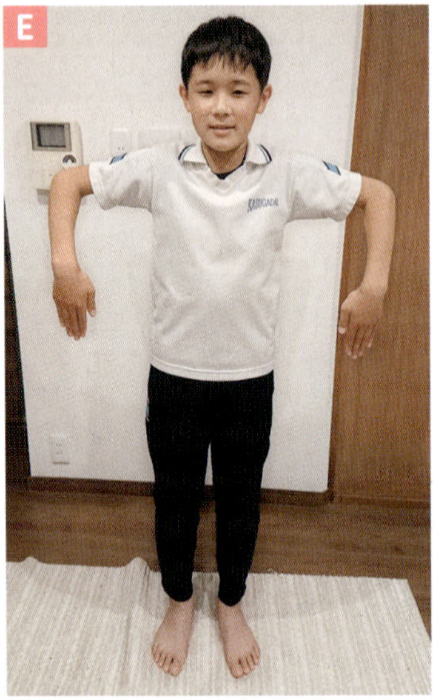
E

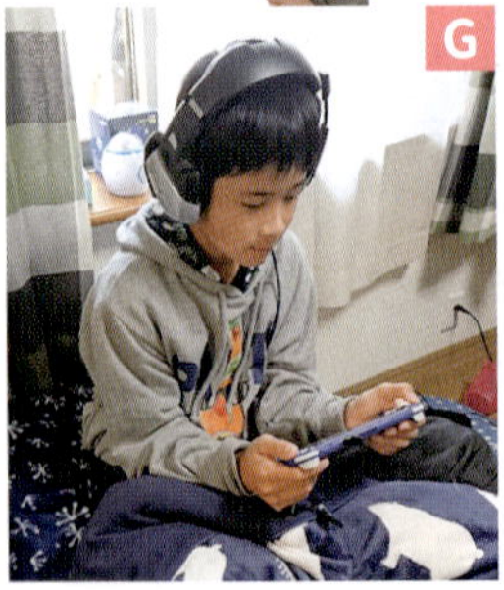
G

第11～23天

E 剛開始因為身體左右不對稱，所以像稻草人姿勢這類的練習做不太來。不過到了第2星期時連「M」姿勢都可以做得標準了！F 挑戰單腳站立的姿勢時，因為難以平衡，不管如何都無法靜止不動。為了訓練力學感受器，試著玩腳趾猜拳這類的遊戲，結果立刻見效，孩子也更有動力了。G 現在可以更具體地提醒他像是「收下巴」之類，孩子也更容易矯正自己的姿勢。

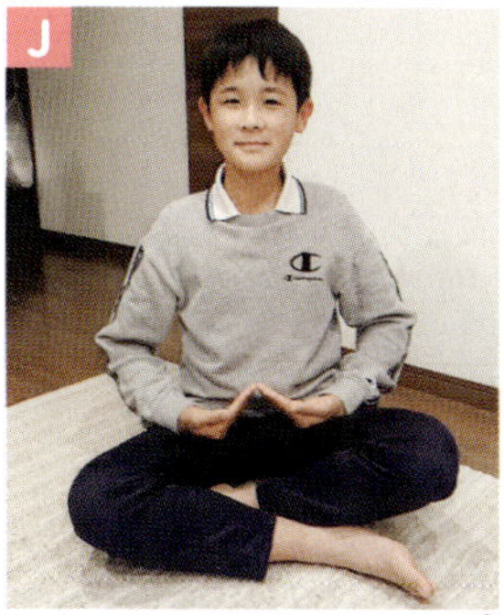

J

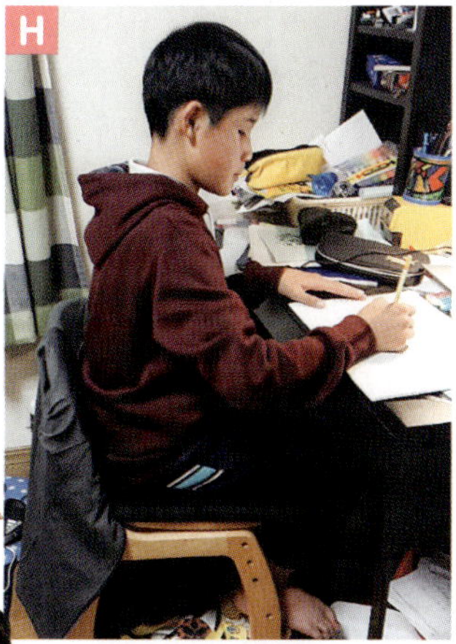

H

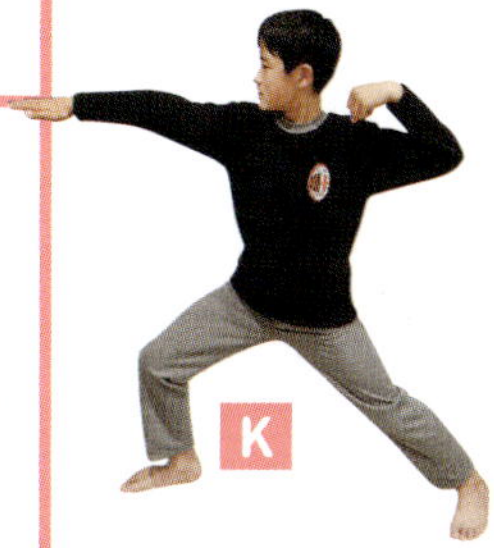

K

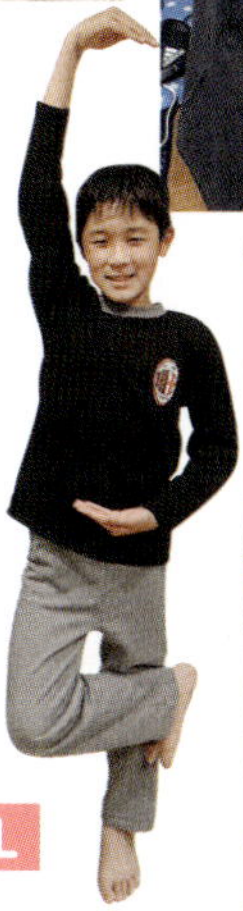

L

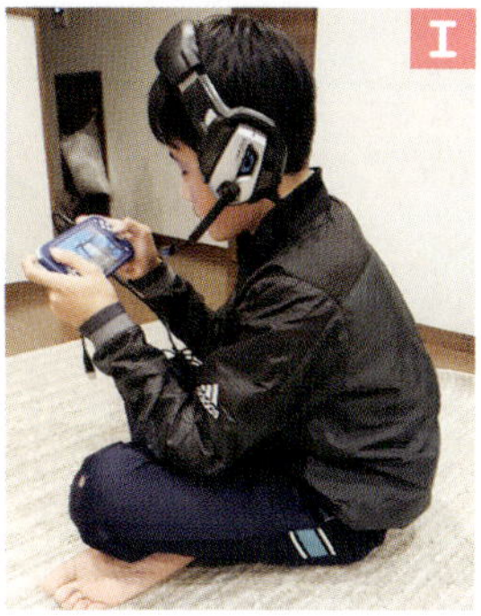

I

第24~30天

H 坐在桌子前的姿勢明顯不同了，駝背和肩膀內縮的情況也有改善。 I 打電動時的姿勢也不一樣了。 J 提不起勁、不想練習的時候，做家長的就鼓勵他：「我們一起做吧！」 K 拉向後側的手肘也可以穩定抬高了。當讚美他：「做得好！」時，他會得意地說：「我習慣了！」 L 之前不擅長的單腳站立姿勢也可以輕輕鬆鬆完美達成，體現了「持之以恆的力量」！

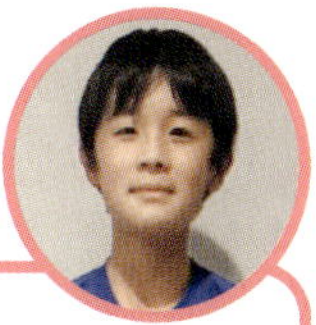

心小弟弟

一開始要擺出姿勢和維持姿勢都很吃力。不過看到照片時，發現自己的姿勢確實變好了，感覺很有成就感！希望可以持續下去，不要再變回之前那個樣子了。

30天挑戰成功！

「矯正姿勢練習操」成爲親子的交流時間

剛開始一星期時，就訝異地發覺孩子的日常姿勢已有所改變。因爲他自己也確實感受到這些變化，所以好像也變得更有活力了。不過孩子很容易厭倦，所以身爲母親的我，也每天陪他一起練習。當他提不起勁時我會鼓勵他；當我覺得累時換他跟我說：「來練習吧！」這個練習不僅矯正了姿勢，還讓我們母子有了更頻繁的互動，我眞是太開心啊！

8歲 千咲小妹妹 30天體驗記

大家都說我「姿勢變端正」，真的很開心啊！

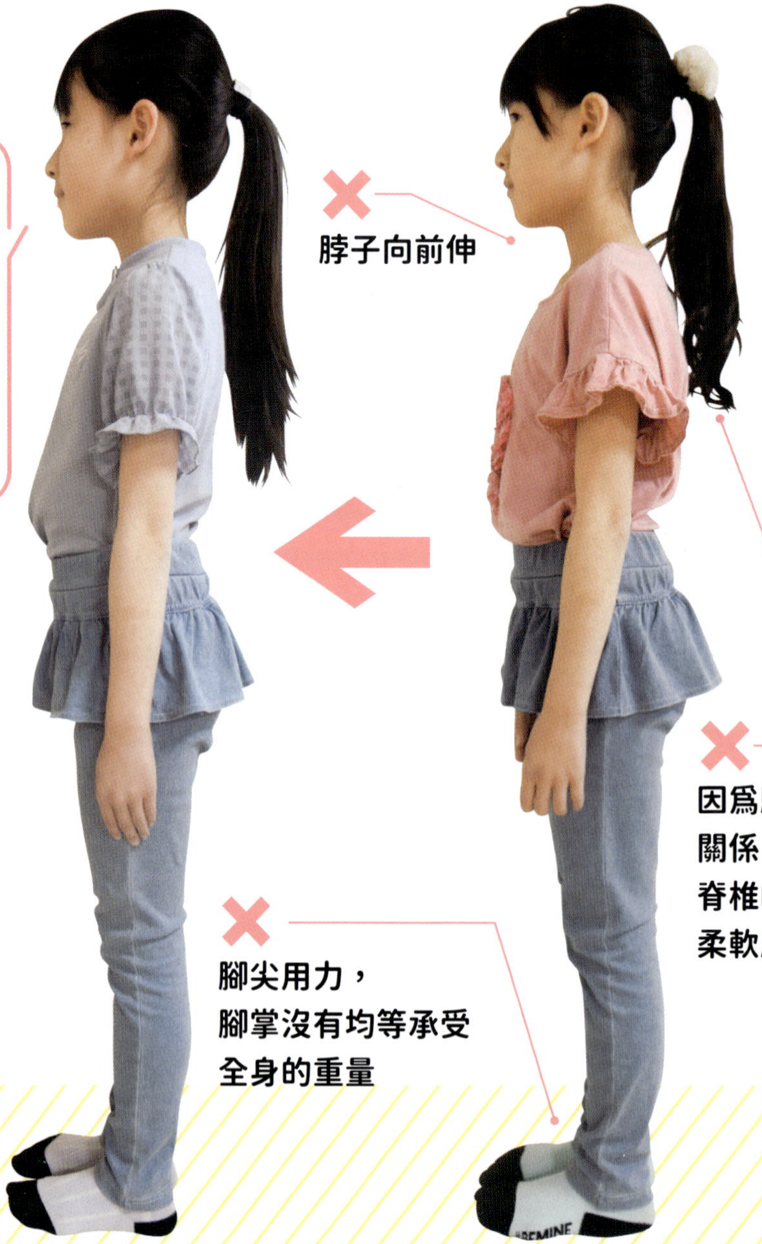
After
Before
矯正姿勢練習操很有趣，
我今後也會繼續練習！
脖子向前伸
因爲駝背的
關係，
脊椎的
柔軟度不佳
腳尖用力，
腳掌沒有均等承受
全身的重量

開始挑戰前

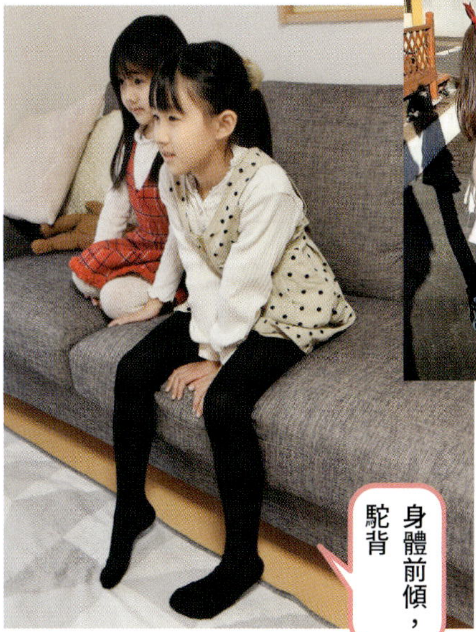
身體前傾，駝背

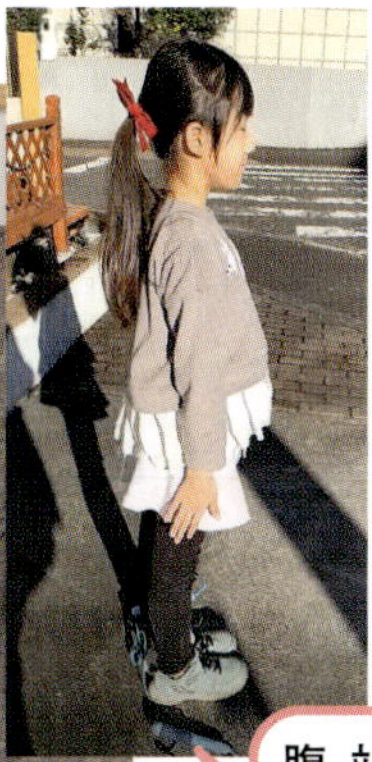
站著的時候，腹部會向前挺

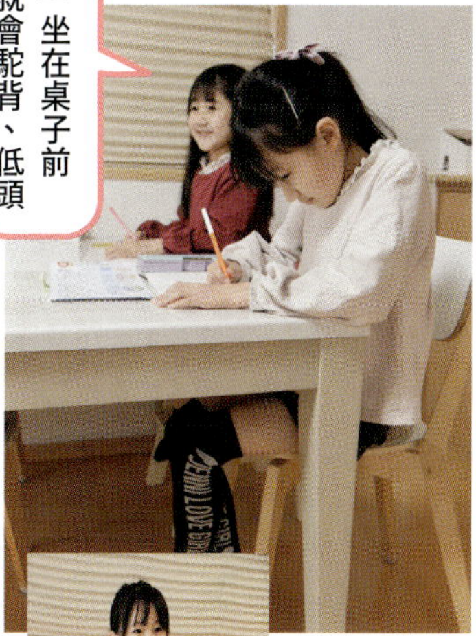
一坐在桌子前就會駝背、低頭

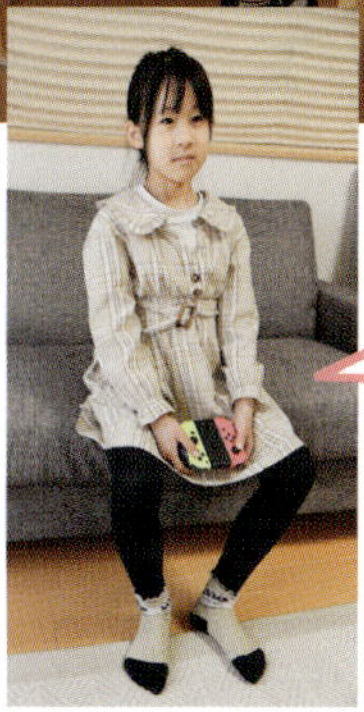
臀部向前挪，坐在椅面前端

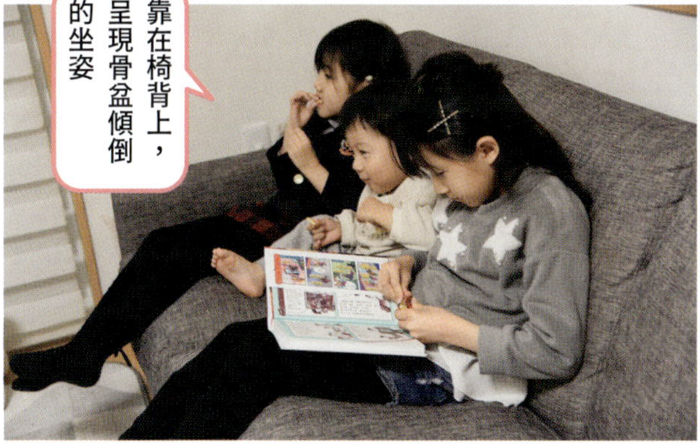
靠在椅背上，呈現骨盆傾倒的坐姿

爸媽的話

下巴前凸也是姿勢不良造成的？希望她能養成良好的姿勢習慣！

從小時候起，比起活動身體的遊戲，她就更喜歡畫畫這類待在室內的活動。尤其當集中注意力畫畫時，就會開始駝背。站的時候也是，如果一放鬆就會駝背，變成腹部前挺的站姿。

此外，她目前正在進行下巴前凸的咬合矯正，牙醫也曾經表示：「平常的姿勢不良，可能也是造成下巴前凸的原因之一。」為了防止下巴前凸的情形復發，希望她能養成良好的姿勢習慣。

實際挑戰！矯正姿勢練習操

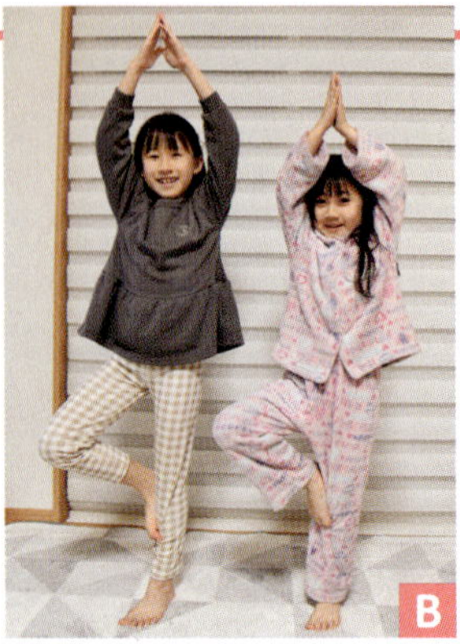

B

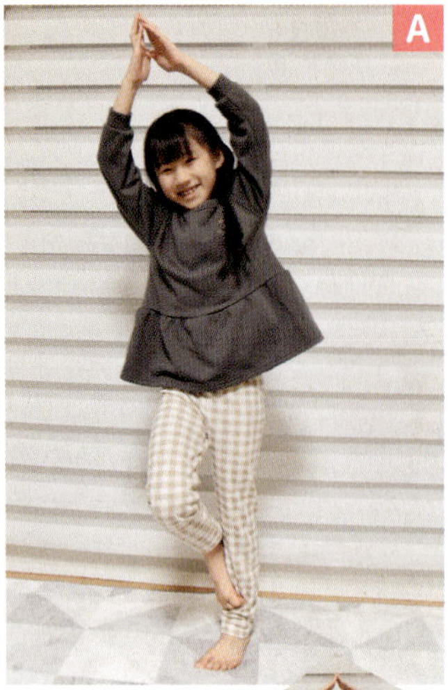

A

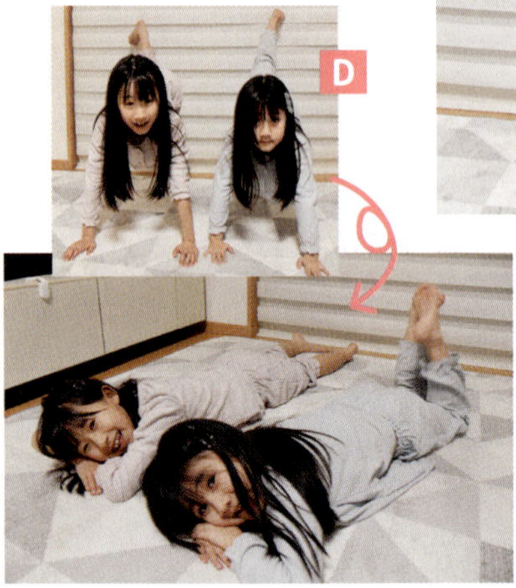

D

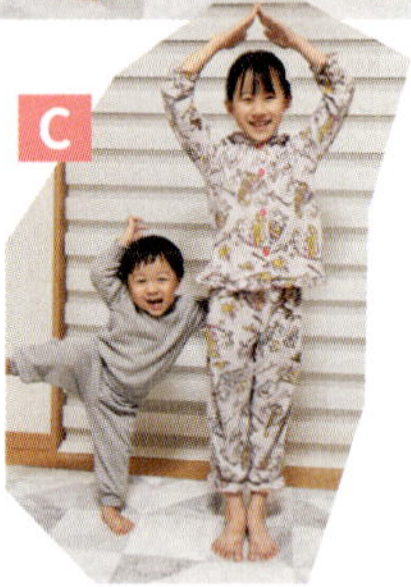

C

一開始～第10天

A 火箭姿勢的練習，一開始身體會歪斜，腳也無法抬高。右腳搖搖晃晃勉強支撐了10秒，不過左腳只撐了2秒就放棄了。B 第3天身體還是搖晃不停，不過已經能夠撐到10秒。和妹妹一起比賽，練習得很開心。C 雨傘姿勢可以輕鬆完成！即使弟弟在旁邊干擾也不會晃動，可以維持正確的姿勢。D 單腳抬腿的姿勢完全做不到，挑戰幾次後直接躺下說：「我動不了了。」

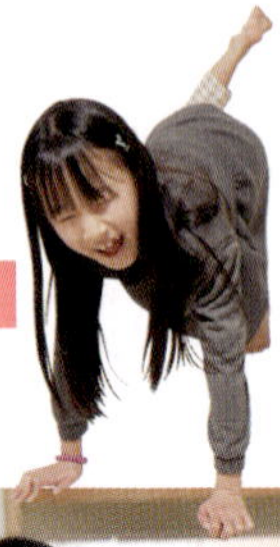

F

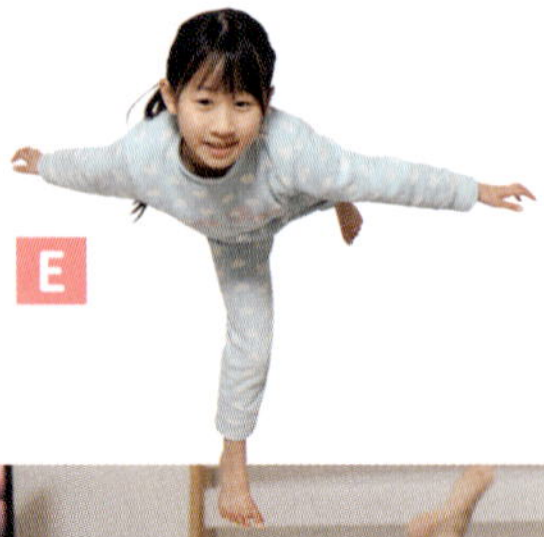

E

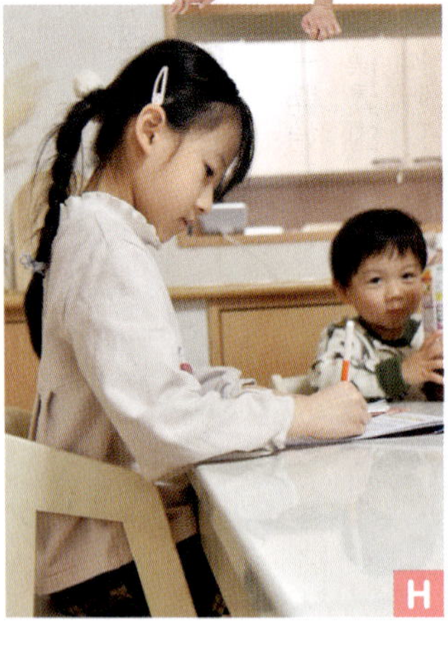

H

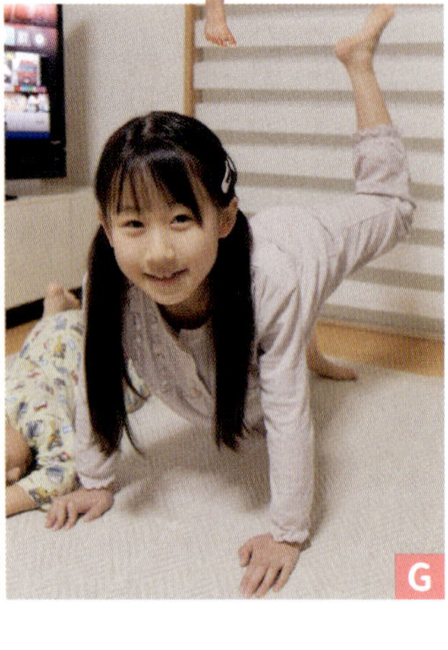

G

第11～23天

E 挑戰花式溜冰姿勢，結果搖搖晃晃。站著的那隻腳的膝蓋也是彎的。F 雖然表示：「想要做到單腳抬腿的姿勢」而努力嘗試，但還是無法維持10秒。G 開心地笑著說：「我做到了！」可惜後方抬起的那隻腳的膝蓋還是彎的。H 矯正姿勢練習操的效果在日常生活中逐漸顯現。孩子自己也開始注意，讀書寫字時的姿勢也不那麼懶散了。

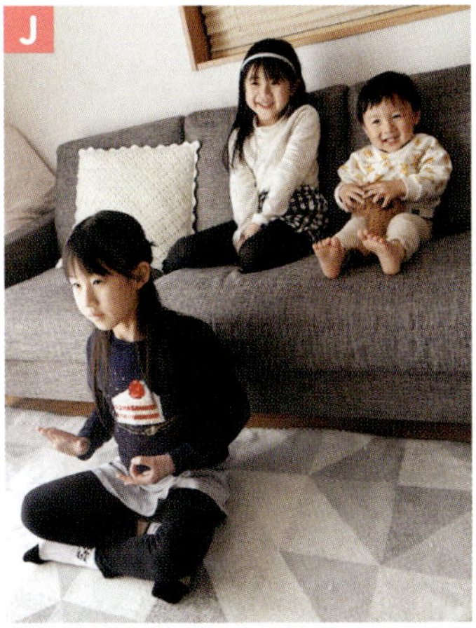
J

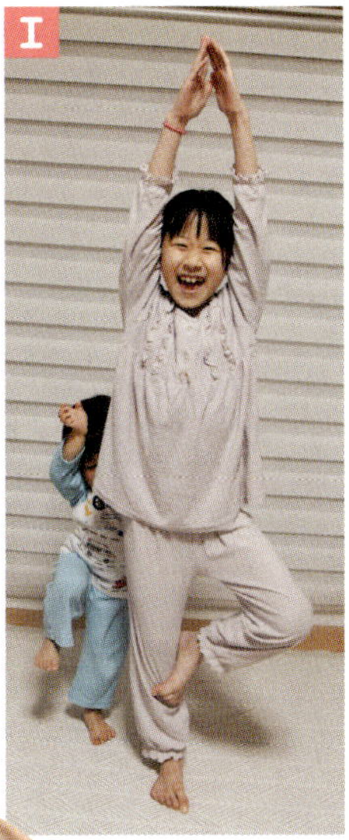
I

第24～30天

I 火箭姿勢也能笑著完成了。J 正在挑戰大佛姿勢，這個姿勢要維持的時間比較長，因此她放學回家後會邊看電視邊練習。一開始要經常提醒她「姿勢不正確喔！」但現在她已經能自己注意保持正確姿勢並持續5分鐘了。K 單腳抬舉姿勢也能穩定完成了。L 花式溜冰姿勢似乎仍有困難，過程中還是會搖搖晃晃，繼續努力。

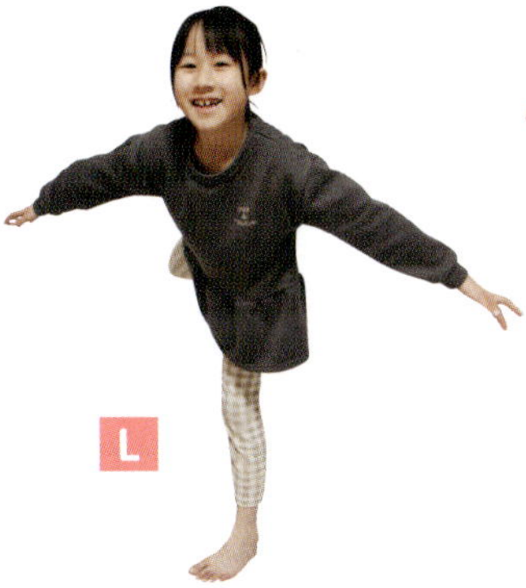
L

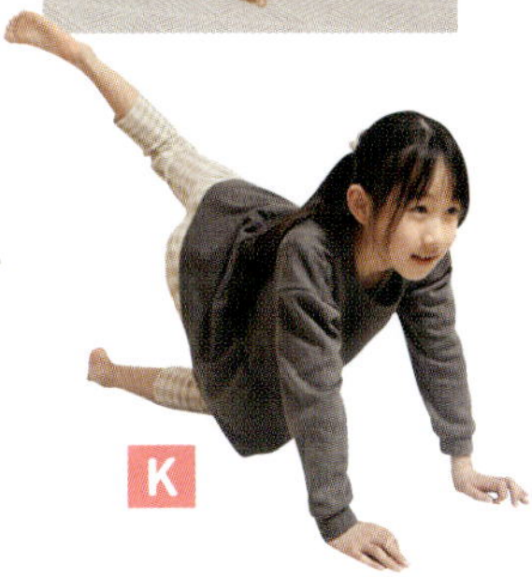
K

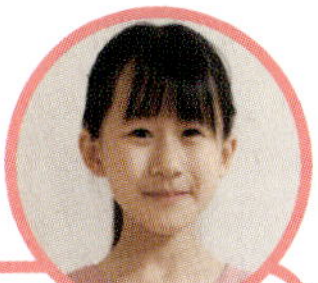
千咲小妹妹

原本無法做到的姿勢，練習幾天後就可以做到了。因為一直很在意自己的姿勢不良，所以聽到別人說：「你的姿勢變端正了」的時候，真的很開心。

30天挑戰成功！

站姿變端正了，也能夠自己改正姿勢！

一開始有些懷疑：「這麼簡單的練習操真的有用嗎？」不過實際開始練習才驚訝地發現有很多姿勢都做不到。遇到有些妹妹做得到，但她自己卻做不來的姿勢，她會不認輸地每天都下戰帖：「來一決勝負吧！」好像練習得很開心的樣子。練習的效果超出我的預期！突然間她的站姿變端正了，看電視時也會調整自己的姿勢，讓我感覺孩子成長了許多。

8歲
愼太郎小弟弟
30天體驗記

養成良好的姿勢習慣，
身體的柔軟度也變好了！

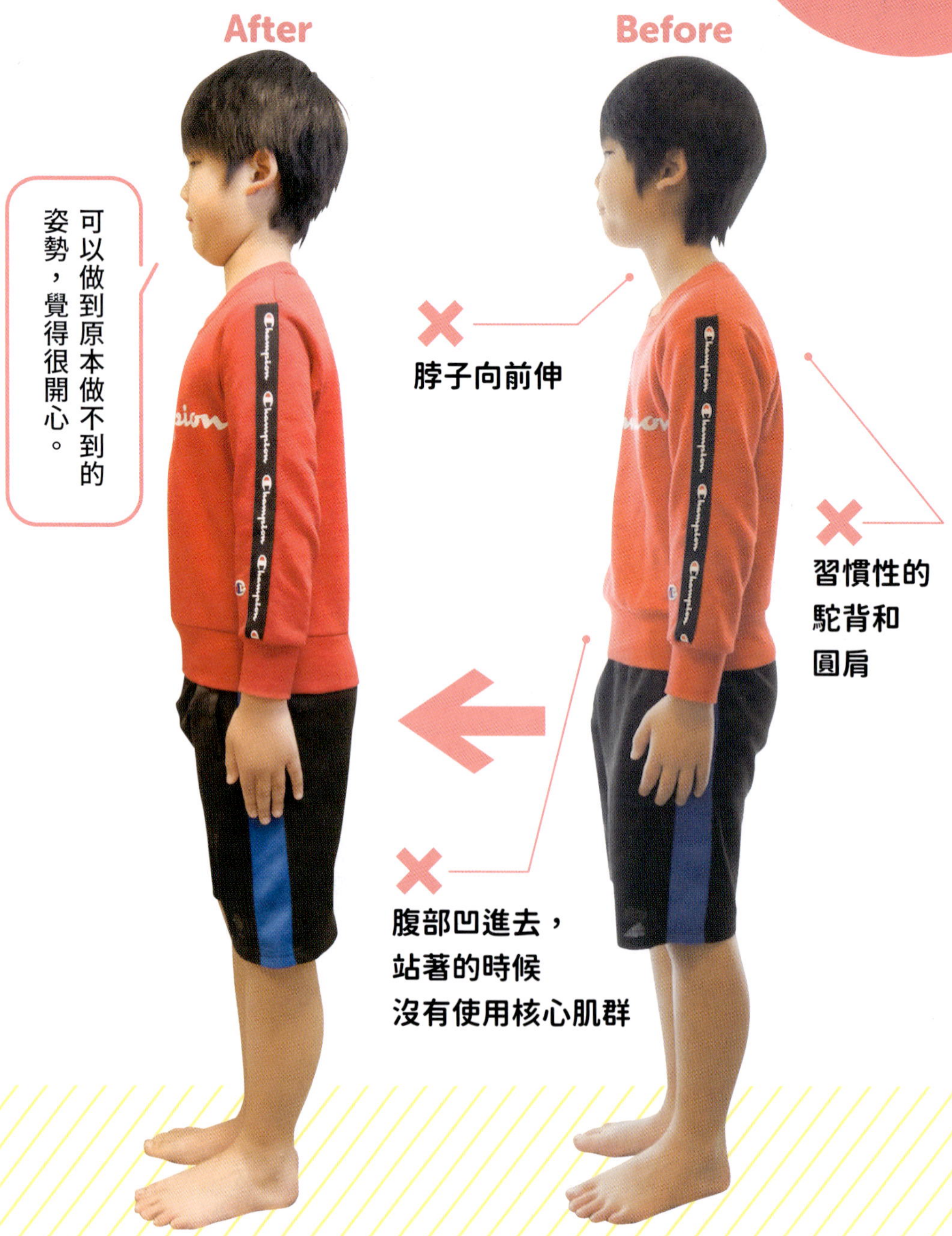
After
Before
可以做到原本做不到的姿勢，覺得很開心。
脖子向前伸
習慣性的
駝背和
圓肩
腹部凹進去，
站著的時候
沒有使用核心肌群

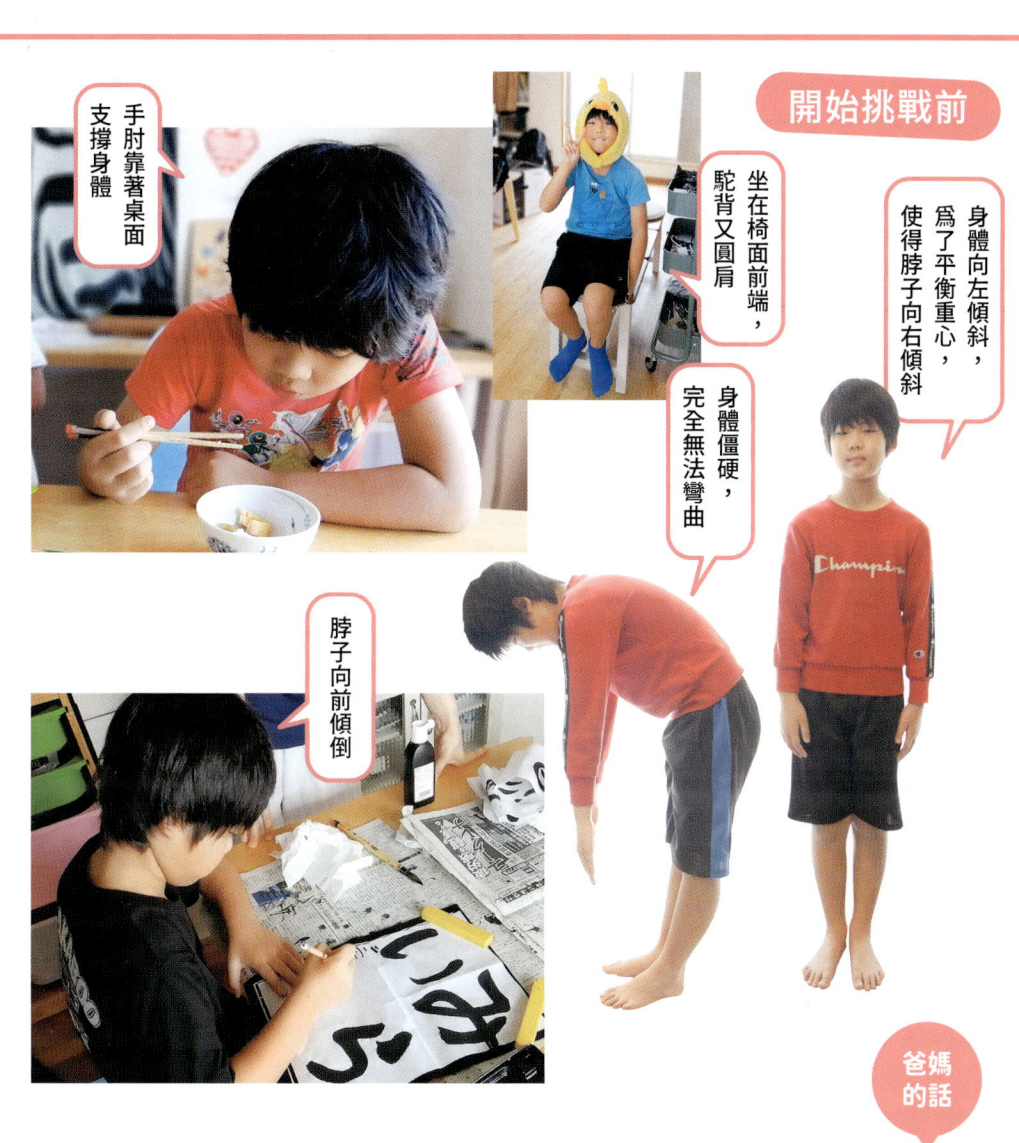

開始挑戰前

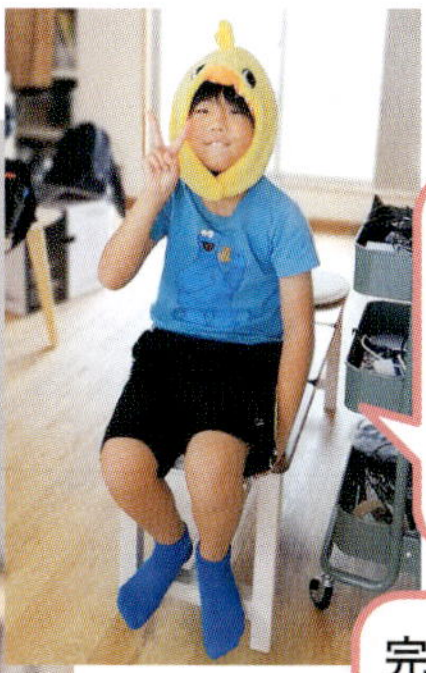

爸媽的話

想要改善他的姿勢不良，以及身體又僵硬的情況！

我家小孩不太擅長需要柔軟度的運動，不禁讓我疑惑：「小學生的身體怎麼會這麼僵硬？」讓他做前彎動作時，他會說：「我的小腿好緊繃、好痛！」再這樣下去，我實在擔心他會變得容易受傷。

此外，他有身體向左傾斜的習慣，站著的時候平衡感就不好，坐著的時候會用手肘撐著身體，或是用手托腮。我眞的很想爲孩子做點什麼讓他可以改善姿勢。

B
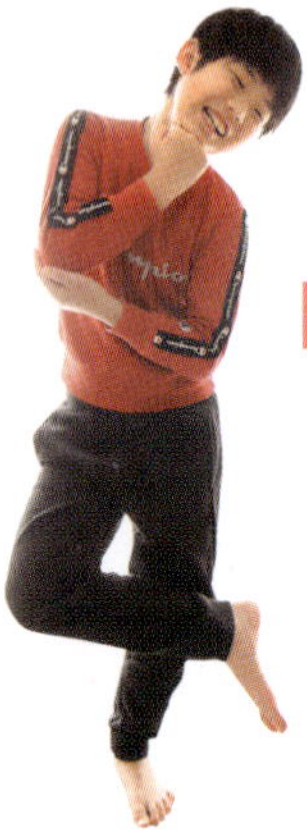
A
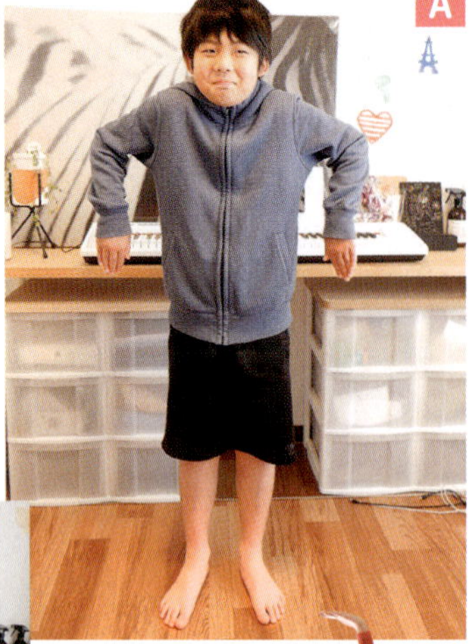
D
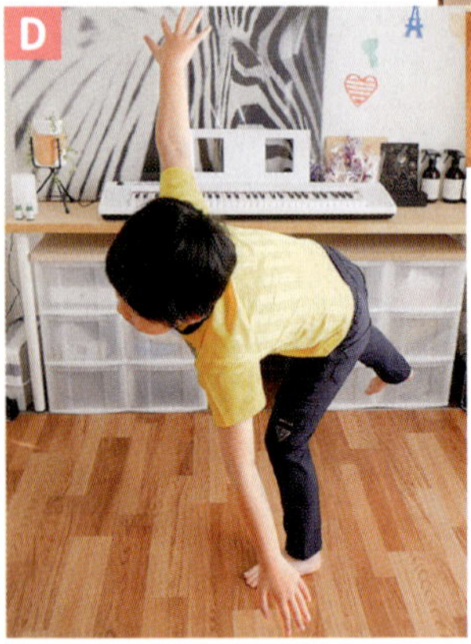
C
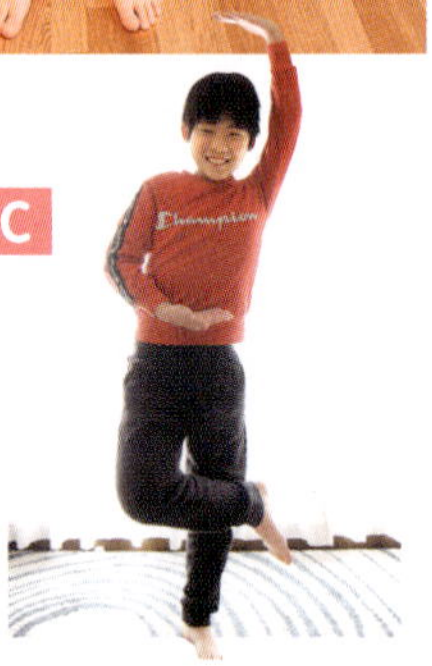

一開始～第10天

A 他說：「W姿勢很簡單，但做M姿勢時肩膀和脖子會痛。」我提醒他：「慢慢做看看。」不知道他覺得疼痛會不會是關節僵硬造成的？幸好他表示慢慢進行就不痛了。 B 身體歪一邊，全身搖晃不停的沉思者姿勢。 C 做「嚇！」姿勢時，也是搖搖晃晃站不直，手也是彎的。 D 花式溜冰姿勢果然很難，無法保持平衡。他說：「用力踩穩的那隻腳和腰部都好痛！」

F
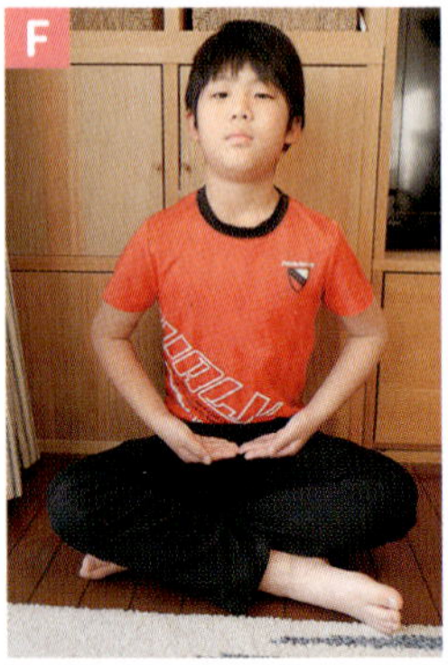
E
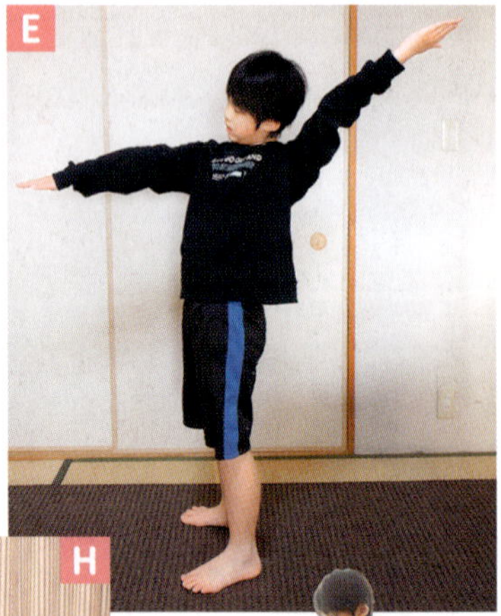
H
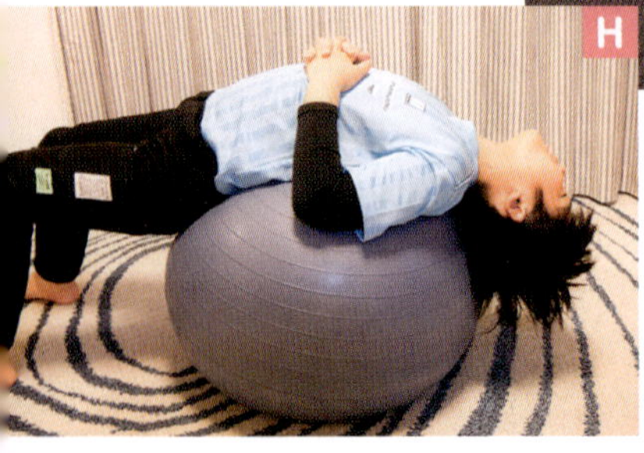
G
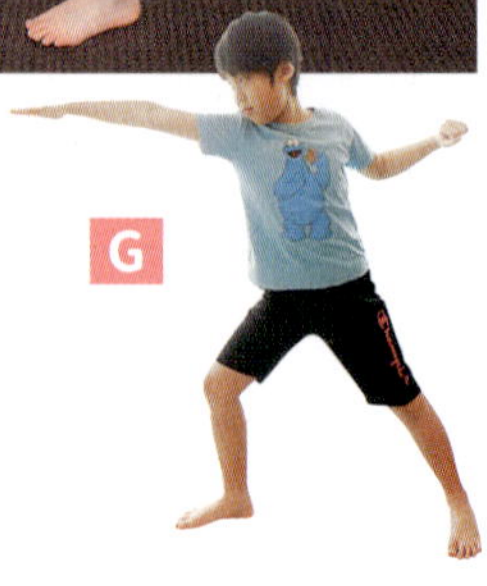

第11～23天

E 挑戰難度較高的「L」姿勢，似乎真的很困難。他不停地嚷著：「好累啊！」 F 於是改做他口中比較輕鬆的大佛姿勢。果然如他所說，輕輕鬆鬆就維持10秒。 G 感覺他有點膩了，所以讓他改做比較能夠引起孩子興趣的劍客姿勢，他又變得活力十足了！ H 在姿勢練習的空檔，還用平衡球做伸展運動來鍛鍊脊椎的柔軟度。

J
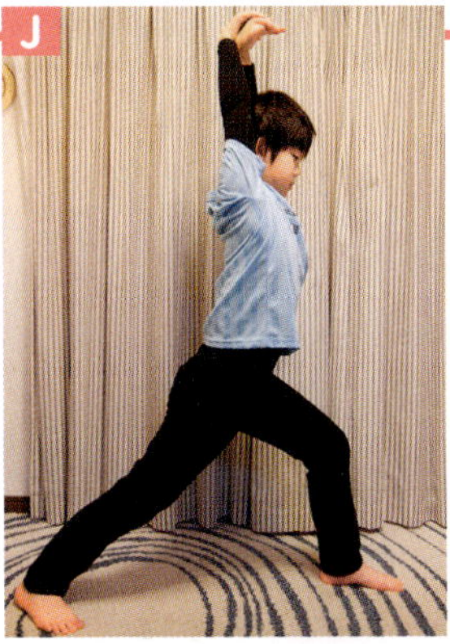

I
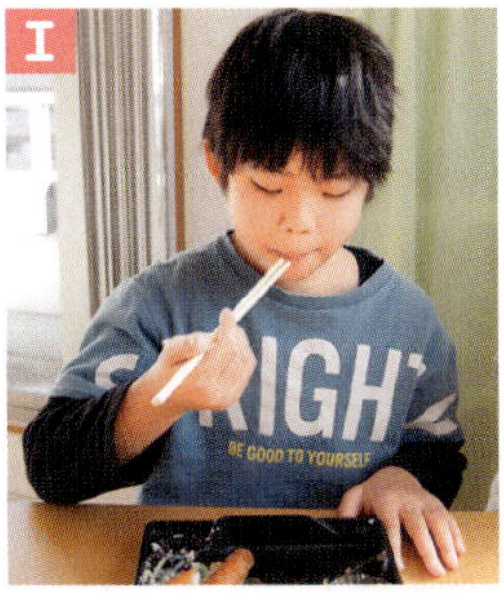

第24～30天

I 吃飯的時候，習慣用左手肘撐著桌子的毛病改掉了。J 一開始嚷著：「背好痠！」無法順利完成的「辵部（辶）」姿勢也努力練習，好像覺得很有趣的樣子。K 他自己選了認爲「很酷」的武士姿勢。一開始後腳跟會浮起來，不過後來就可以穩穩地踩在地上完成。L 花式溜冰姿勢也能夠左右腳都完成了。M 一個月後，身體也變得柔軟許多。

K
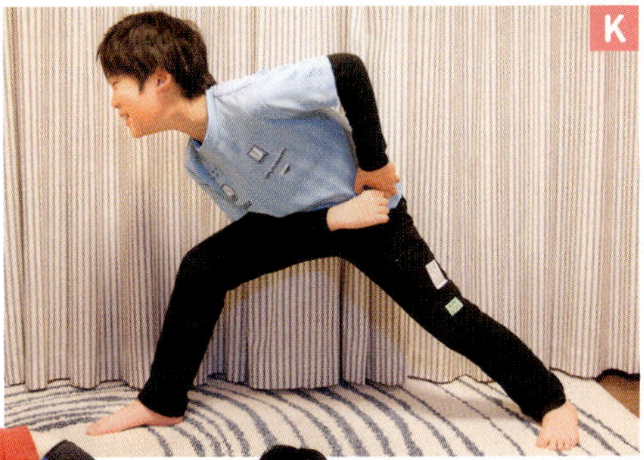

M
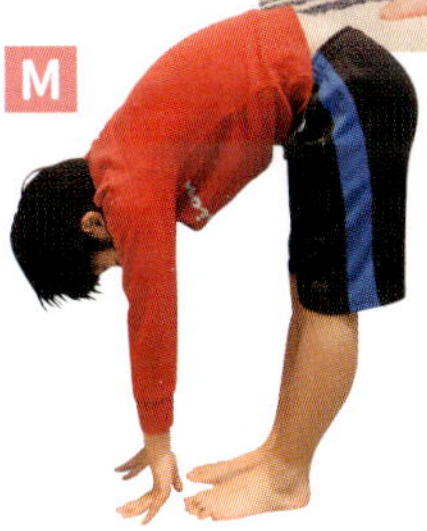

L
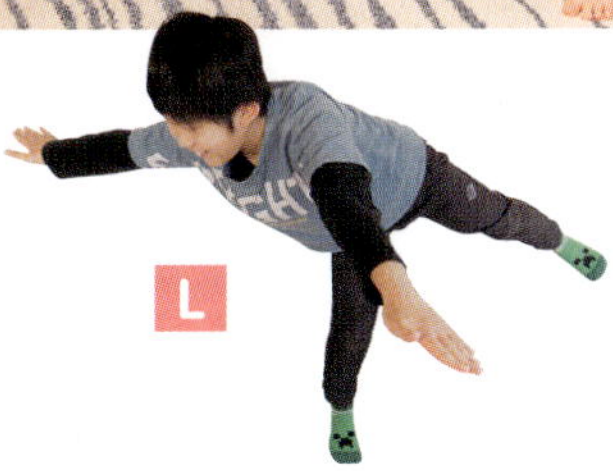

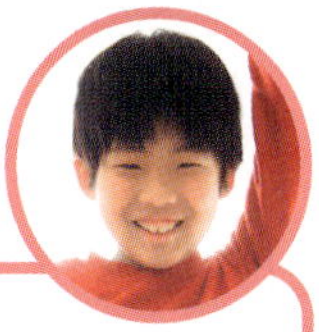

愼太郎小弟弟

每天都要堅持下去有點辛苦，而且有些姿勢很難做，不過當我能做好之前做起來搖搖晃晃的那些姿勢時，會感到非常開心，而且覺得很好玩。

30天挑戰成功！

讓孩子選擇自己喜歡的姿勢，就能持續練習，也能建立自信心！

我很擔心孩子如果做不來，可能會說：「我不想練了！」還好有各種不同的姿勢，才能讓他不厭其煩地持續練習。原本以爲先從簡單的開始練習比較好，但看起來讓他做自己想做的姿勢才是更好的選擇。或許因爲是自己有興趣的姿勢，所以練習起來會更努力，一旦順利完成了，也會更有自信。和兄弟姊妹或父母一起練習，也可以避免中途怠惰。

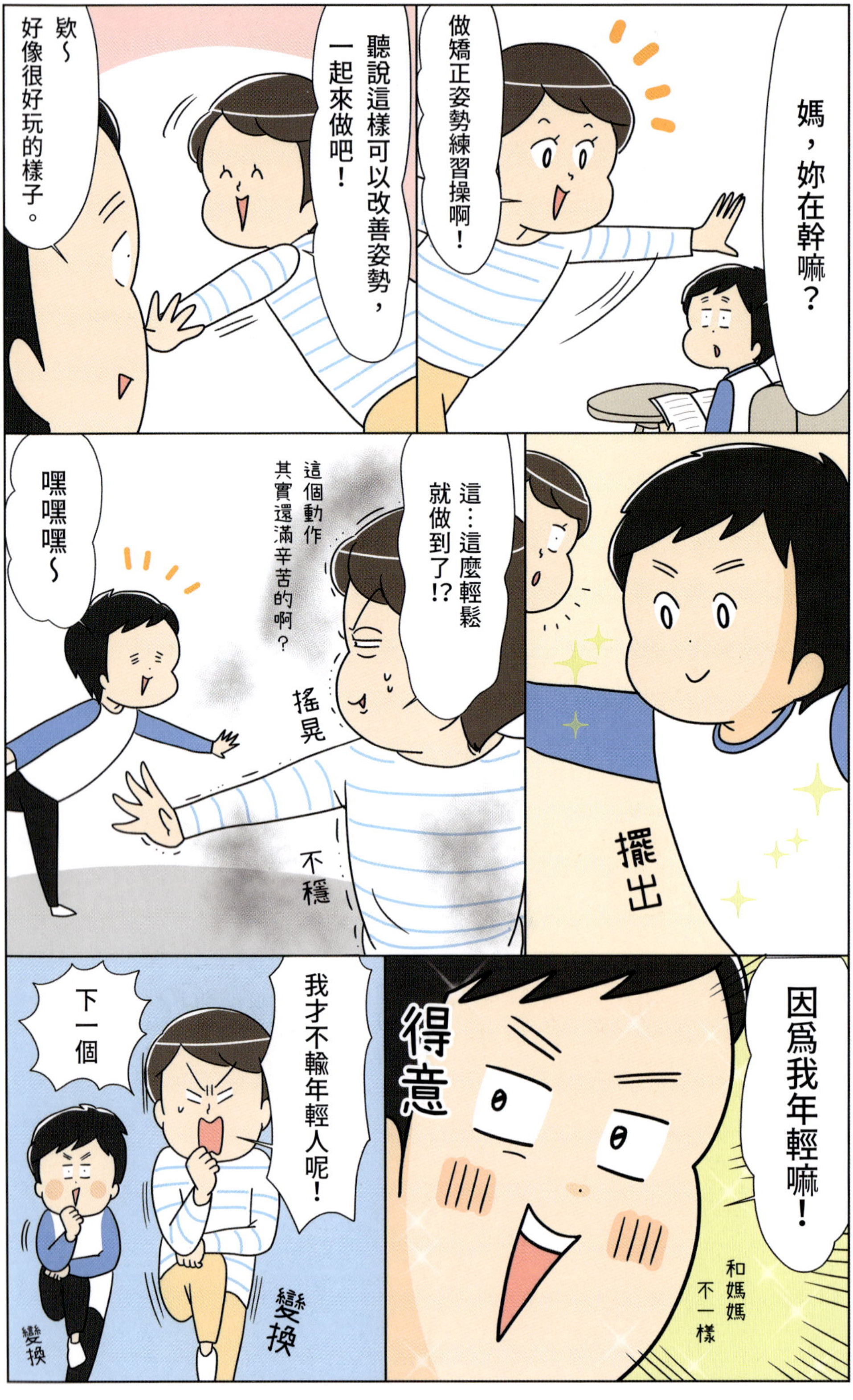
媽，妳在幹嘛？
做矯正姿勢練習操啊！
聽說這樣可以改善姿勢，一起來做吧！
欸～好像很好玩的樣子。
擺出
這…這麼輕鬆就做到了!?
這個動作其實還滿辛苦的啊？
搖晃
不穩
嘿嘿嘿～
因爲我年輕嘛！
和媽媽不一樣
得意
我才不輸年輕人呢！
下一個
變換
變換

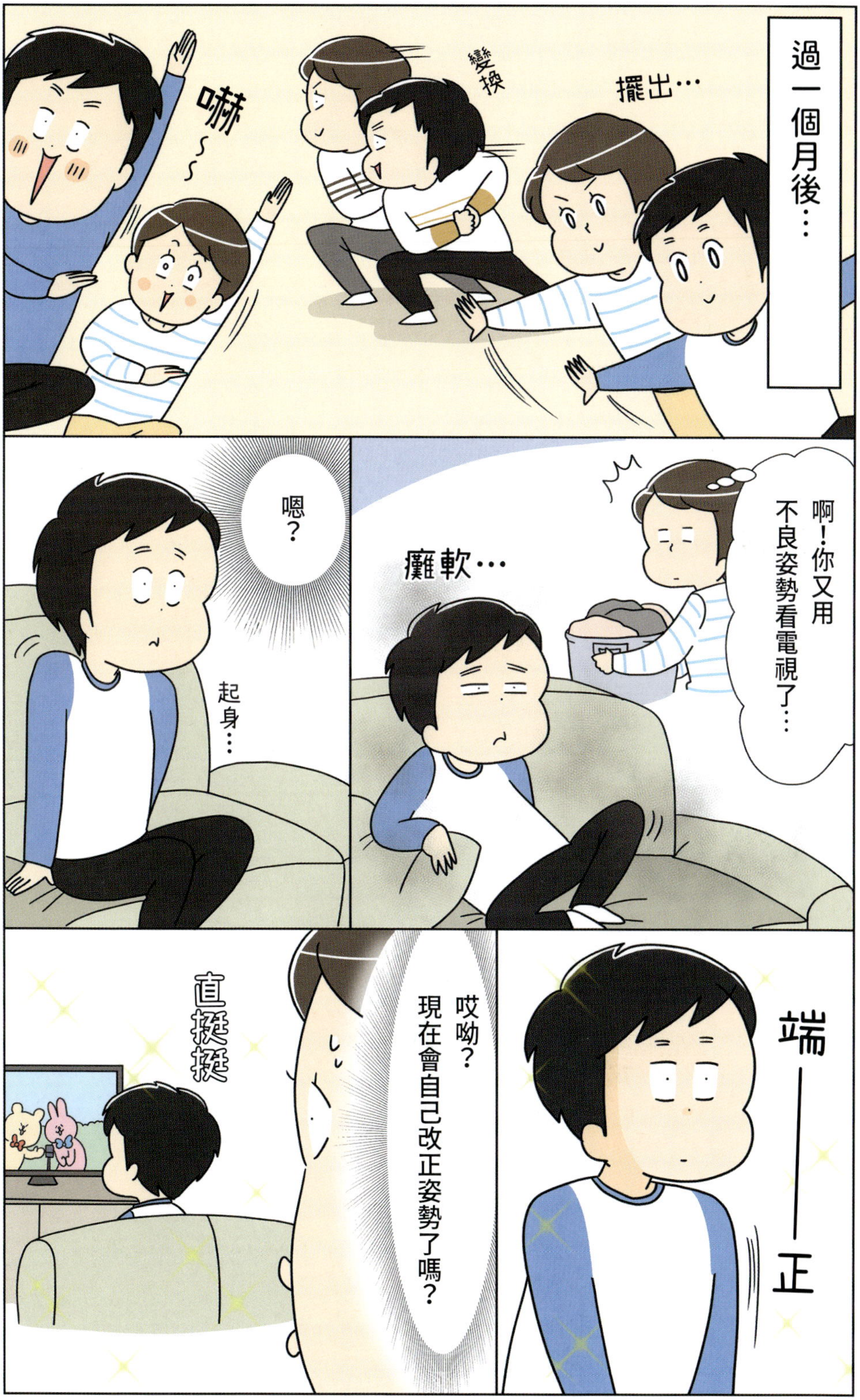
過一個月後…
擺出…
變換
嚇~~
嗯？
啊！你又用不良姿勢看電視了…
癱軟…
起身…
端——正
哎呦？現在會自己改正姿勢了嗎？
直挺挺

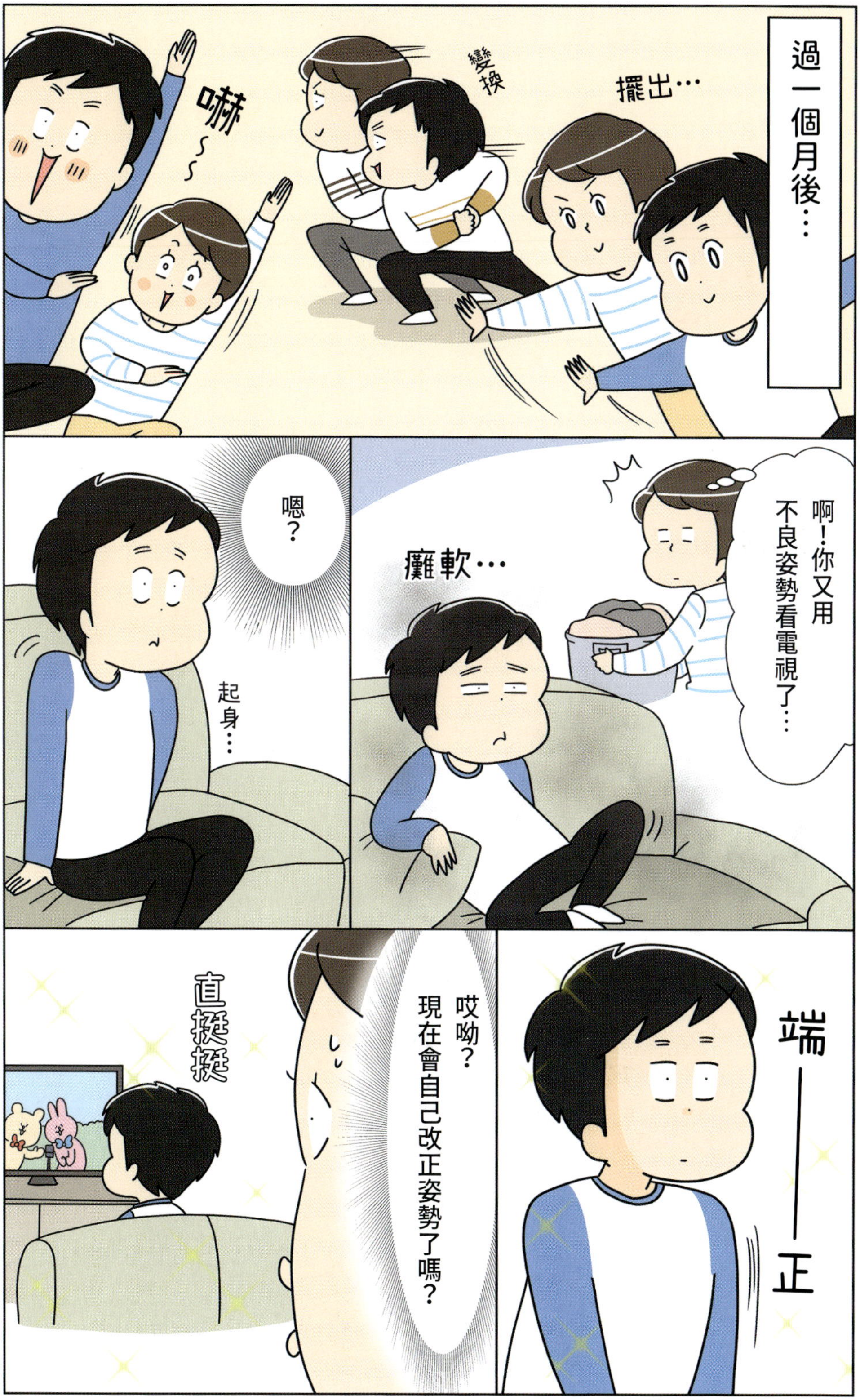

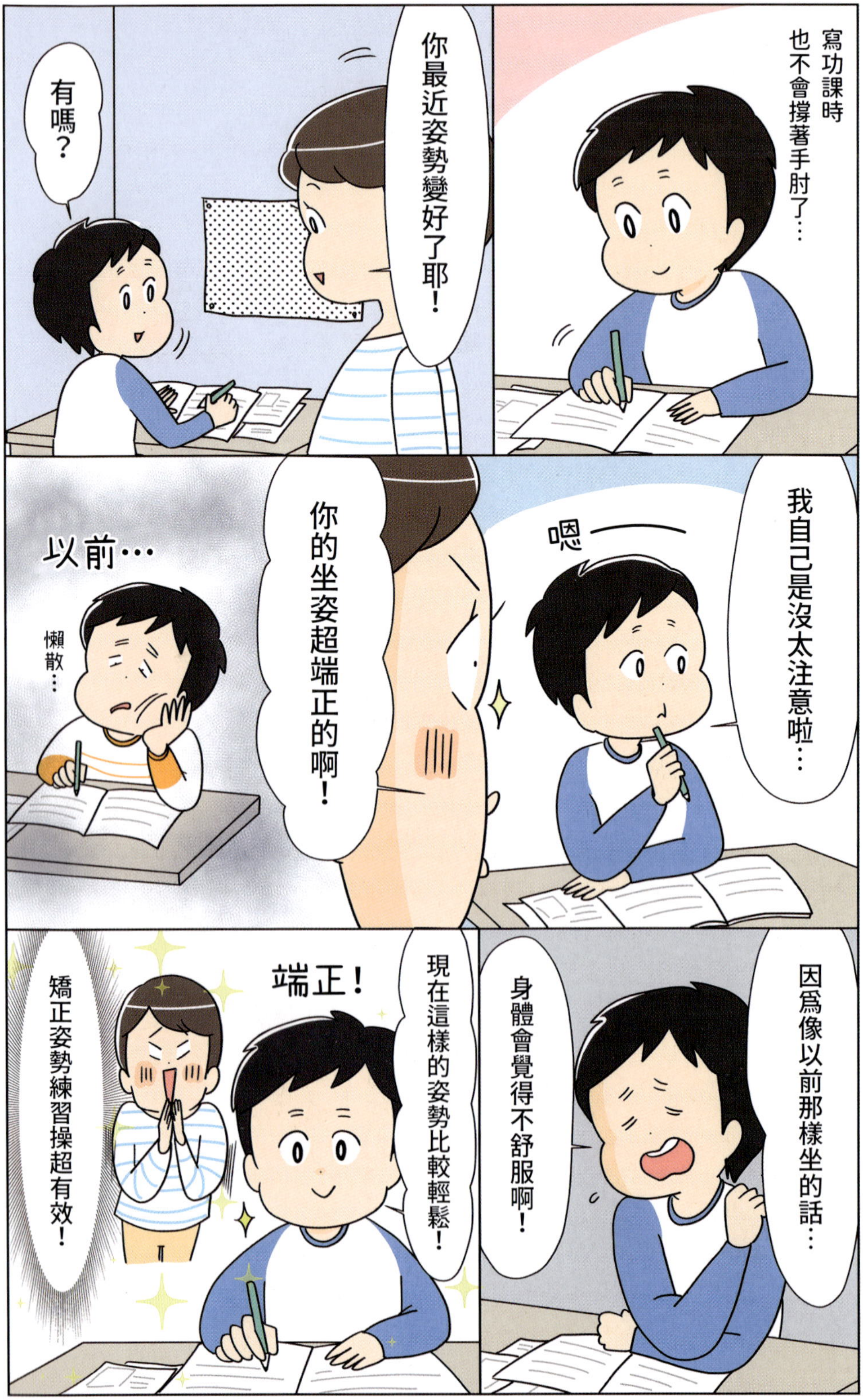
寫功課時也不會撐著手肘了…
你最近姿勢變好了耶！
有嗎？
我自己是沒太注意啦…
嗯——
你的坐姿超端正的啊！
以前…
懶散…
因爲像以前那樣坐的話…
身體會覺得不舒服啊！
現在這樣的姿勢比較輕鬆！
端正！
矯正姿勢練習操超有效！

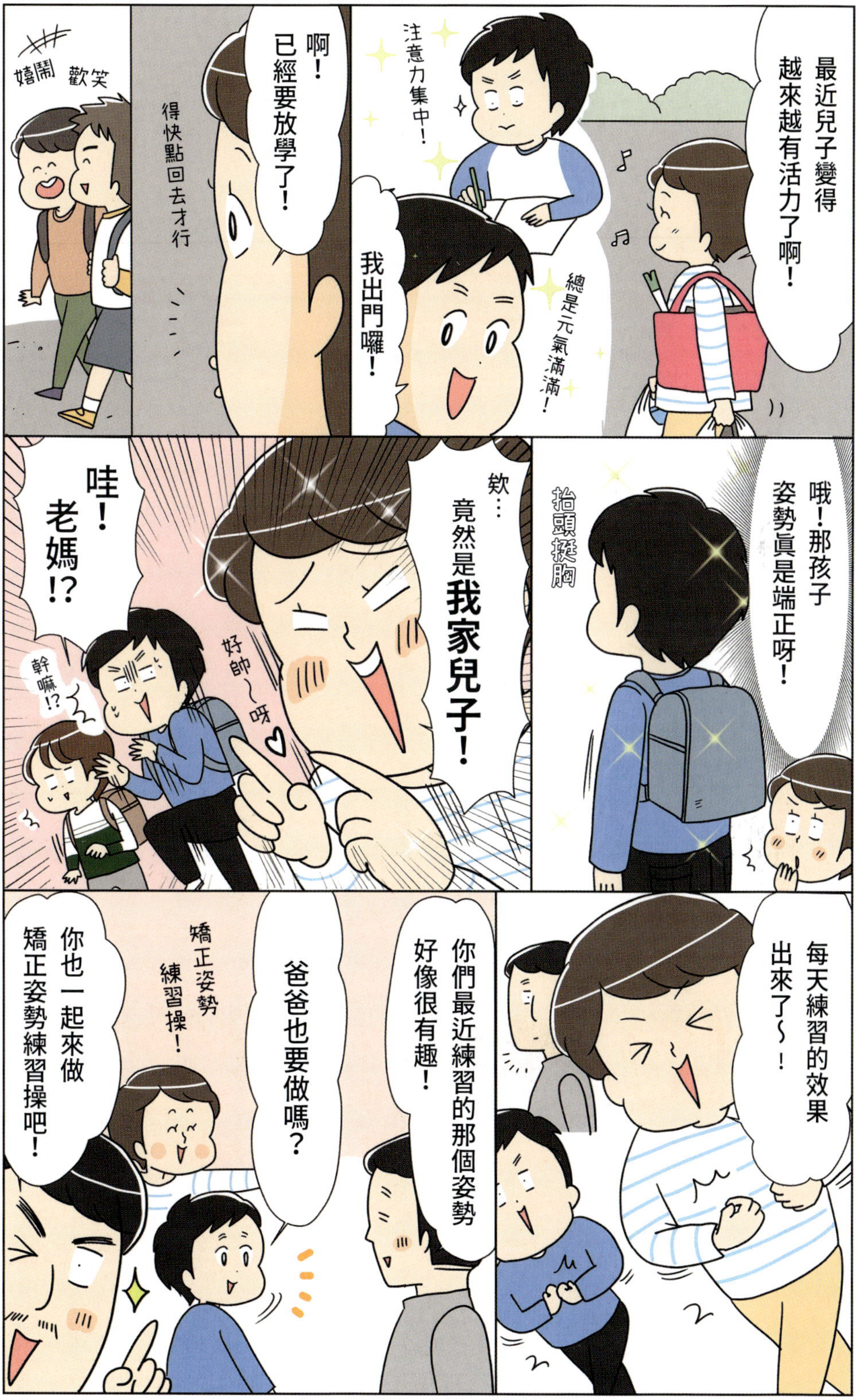
最近兒子變得越來越有活力了啊！
注意力集中！
總是元氣滿滿！
我出門囉！
啊！已經要放學了！
得快點回去才行
嬉鬧
歡笑
哦！那孩子姿勢眞是端正呀！
抬頭挺胸
欸…竟然是我家兒子！
好帥～呀
哇！老媽!?
幹嘛!?
每天練習的效果出來了～！
你們最近練習的那個姿勢好像很有趣！
爸爸也要做嗎？
矯正姿勢練習操！
你也一起來做矯正姿勢練習操吧！

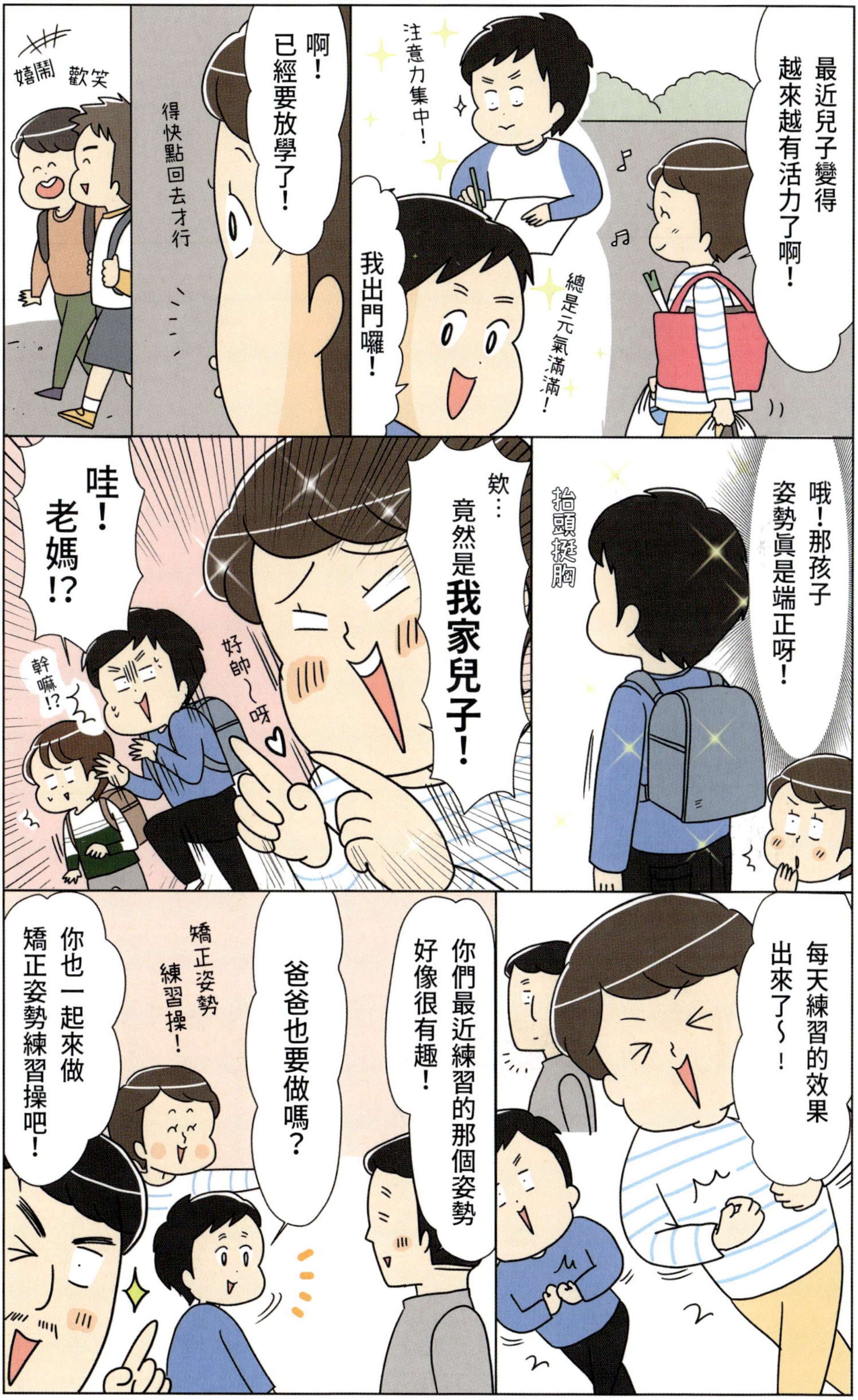

作者介紹

西村 猛

兒童運動發展和發展障礙領域的專業物理治療師，也是「兒童與姿勢研究所」的代表。曾經擔任公務員物理治療師，在兒科物理治療領域已經工作二十多年，之後於 2017 年自行創業。目前以公司代表的身分經營多處支援發育障礙兒童，名為「發展支援ゆず」的機構。同時在全國各地的托兒所、幼兒園和育幼院舉辦研討會，講授有關改善兒童姿勢和運動發展的課程。也與身為語言治療師的妻子一起經營 YouTube 頻道「こども発達 LABO.」，提供有關語言、身體發展以及發展障礙的相關資訊。此外，也經常以兒童姿勢和運動發展專家的身分接受媒體採訪。

10秒矯正姿勢練習操

提升孩子的專注力、放鬆助眠、增強核心肌群、不易跌倒少生病，附影片QRcode輕鬆端正姿勢。

寝る前10秒 子どもの姿勢ピン！ポーズ

作　　　　者	西村猛
譯　　　　者	婁愛蓮
社　　　　長	林宜澐
副 總 編 輯	葉菁燕
選 書 執 行	Carol Yeh
特 約 編 輯	賴純如
封 面 設 計	陳姿妤
內 頁 排 版	張芷瑄
行 銷 經 理	徐緯程
出　　　　版	蔚藍文化出版股份有限公司
	地址：110408 台北市信義區基隆路一段 176 號 5 樓之 1
	電話：02-2243-1897
	臉書：https://www.facebook.com/AZUREPUBLISH/
	讀者服務信箱：azurebks@gmail.com
總 經 銷	大和書報圖書股份有限公司
	地址：248020 新北市新莊區五工五路 2 號
	電話：02-8990-2588
法 律 顧 問	眾律國際法律事務所
	著作權律師：范國華律師
	電話：02-2759-5585
	網站：www.zoomlaw.net
印　　　　刷	世和印製企業有限公司
I S B N	978-626-7275-68-9
定　　　　價	400 元
初 版 一 刷	2025 年 4 月

◎書系：樂活養生 MH 004
◎版權所有‧翻印必究。本書若有缺頁、破損、裝訂錯誤，請寄回更換。
◎本書旨在為廣大讀者提供日常保健參考，期間若有不適狀況，建議您應諮詢專業醫師。

國家圖書館出版品預行編目(CIP)資料

10秒矯正姿勢練習操：提升孩子的專注力、放鬆助眠、增強核心肌群、不易跌倒少生病，附影片QRcode輕鬆端正姿勢。/西村猛作；婁愛蓮譯. -- 初版. -- 臺北市：蔚藍文化出版股份有限公司, 2025.04
　面；　公分
ISBN 978-626-7275-68-9(平裝)

1.CST：姿勢　2.CST：兒童
3.CST：運動健康

411.75　　　　　　114001692

版權聲明

寝る前10秒 子どもの姿勢ピン！ポーズ
© Takeshi Nishimura 2022
Originally published in Japan by Shufunotomo Co., Ltd.
Translation rights arranged with Shufunotomo Co., Ltd.
Through AMANN CO., LTD.

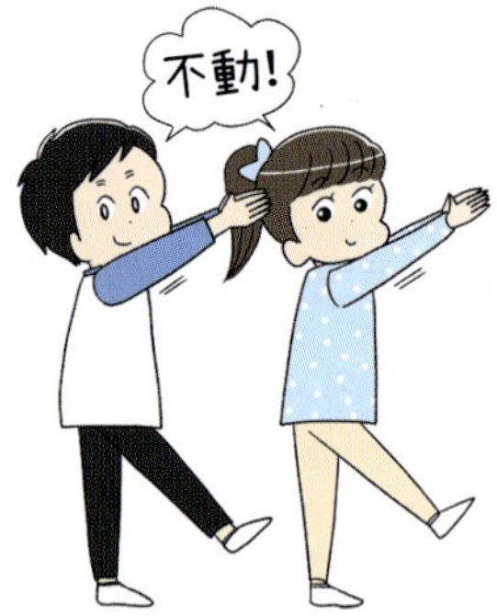